증상으로 본
건강식품 호전반응

증상으로 본
건강식품 호전반응

글/그림 홍동주

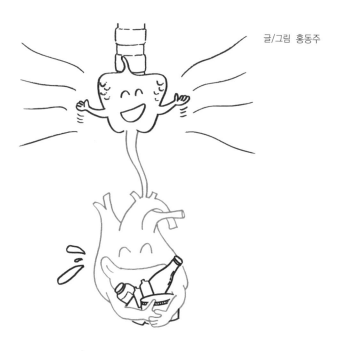

건강식품, 건강기능식품에서 비롯된 호전반응의
원인과 증상들 그리고 저체온 증상!
호전반응 없이는 그 어떤 치료도 있을 수 없다.

아름다운사회
Beautiful Society

호전반응 없이는 그 어떤 치료도 있을 수 없다

건강식품을 섭취했을 때 나타나는 호전반응(好轉反應) 혹은 명현반응(冥顯反應) 현상은 아직 과학으로 입증되지 않아 현대의학으로부터 외면을 받는 미운 오리새끼다. 하지만 그 현상은 분명 존재하며 그것도 거대한 건강 관련 시장에서 이미 입지를 단단히 굳힌 상태다.

첨단 기술 발달과 함께 현대의학은 눈부신 발전을 거듭하고 있다. 덕분에 현대의학은 한때 각광을 받던 외과 수술을 뛰어넘어 그동안 함부로 넘나들 수 없던 신경은 물론 세포 내에 접근해 유전자까지 다루고 있다. 심지어 그 이상의 수준도 넘보는 시대가 되었다.

  더 놀라운 것은 유전자를 풀이하면서 의술이 유전자를 조절하는 수준에 근접하게 됐다는 사실이다. 이제껏 질병과 외상의 결과에 치우쳐 치료를 하던 의술은 가족력에 근거해 유전자병을 사전에 예방 및 관리하는 데까지 이르렀다. 이는 생각만으로도 기분 좋은 일이 아닌가. 질병을 미리 검사하거나 예방해 건강한 삶을 영위한다는 것은 미래를 준비하는 우리에게 아주 반가운 소식이다.

과학 발달은 의술의 수준을 한껏 높이는 동시에 건강식품 산업의 성장에도 기여했다. 과거에 우리는 획일적으로 약에만 의존해 질병을 관리했다. 그러나 이제는 부작용을 최대한 줄이고 효능을 집중 보강해 약과 같은 기능을 하는 건강기능식품이 대량 출시되고 있다.

이러한 변화를 증명하듯 요즘에는 약국에서도 건강식품 판매량이 꾸준히 증가하고 있다. 또 제약회사에서 앞 다퉈 건강식품 제조, 유통, 판매 부서를 만들어 연구개발에 몰두하는 모습도 쉽게 볼 수 있다. 환자와 직접 대면하는 의사들 사이에서도 변화가 일어나고 있다. 약의 부작용을 고민하는 의사들이 현대 의학이 안고 있는 한계를 극복하는 데 건강식품이 대안이 될 수 있다고 양심선언을 하는 경우가 늘고 있는 것이다.

이들 변화가 보여주는 것은 이젠 건강식품이 사회가 요구하는 명백한 트렌드가 되었다는 사실이다.

나를 비롯해 내 주위의 많은 사람이 최소한 한 가지 이상의 질병을 앓고 있다. 현대의학의 발달로 수명이 길어지면서 서너 가지의 질병을 안고 살아가는 사람도 꽤 많다. 그런데 그들의 질병을 가만히 들여다보면 90퍼센트 이상이 '식원성증후군(食原性症候群)'으로 불리는 성인병이라는 것을 알 수 있다. 성인병은 흔히 '생활습관병'이라고 하는데, 이는 질병에 걸리는 생활습관으로 인해 성인병이 발생하기 때문이다.

아무리 사회가 발달하고 의학 기술이 눈부신 성장을 거듭해도 성인병 문제를 해결하기는 어렵다. 본인의 생활습관이 원인으로 작용해 질병에 걸리는 까닭이다. 스스로 깨닫지는 못하지만 어떤 좋지 않은 생활습관이 성인병을 만들어 내므로 이를 치유하려면 본인의 노력이 절대적으로 필요하다. 과연 어떤 노력을 기울여야 할까? 우선 왜 질병에 걸렸는지 그 원인을 찾아야 한다. 만약 어떤 좋지 않은 생활습관이 원인이라면 그것을 바꿔야 한다. 그 습관을 남이 고쳐줄 수는 없다. 그것은 분명 본인이 해결해야 할 몫이다.

물론 수많은 사람이 질병으로 고통받는 현실이 보여주듯 생활습관을 고치는 일은 결코 쉽지 않다. 흔한 예로 술과 담배를 절제하지 못해 눈총을 받는 사람이 얼마나 많은가. 여기에다 사회생활을 하자면 숱한 이해관계 속에서 어쩔 수 없이 온갖 스트레스를 받는다. 안타깝게도 스트레스는 좋은 영양도 독(毒)으로 만드는 냉혹한 마법을 부린다. 그런 이유로 대개는 사회생활과 건강한 생활을 병행하는 것은 거의 불가능하다고 생각한다.

현대인은 지구 역사상 먹을거리가 가장 풍요로운 시대를 살아가고 있다. 덕분에 우리는 배가 터지도록 음식을 입으로 밀어 넣지만 아이러니하게도 개개인의 체성분을 분석해보면 심각한 영양 불균형 상태임을 알 수 있다. 다시 말해 우리는 단백질, 지방, 탄소화물은 과잉 섭취하는 반면 비타민과 미네랄은 부족한 형편이다. 특히 매일 충분한 양의 신선한 과일과 야채를 먹어도 땅의 산성화로 미량원소가 부족해 영양 불균형 상태를 피하기가 어렵다. 결국 이것이 여러 질병의 원인으로 작용해 만성질환을 일으키고 있다.

한마디로 현대인은 먹을거리의 풍요 속에서 영양 불균형으로 고통받고 있다. 이 문제를 해결해줄 절대적인 대안이 하루에 필요한 영양을 채워주는 건강식품이다. 좋은 건강식품은 영양의 균형을 이루게 해주고 나아가 인체 내의 질병을 치료하는 데 긍정적으로 작용한다.
  그런데 건강식품에 함유된 영양이 인체 내의 부족한 영양을 채워줄 때는 다양한 형태의 호전반응이 뒤따른다. 상대적으로 건강이 더 좋지 않거나 오랫동안 약물에 의존해온 사람은 호전반응이 더욱 심하게 나타난다. 호전반응은 짧은 기간 동안 심하게 나타날 수도 있고, 몇 개월에 걸쳐 수시로 반복해서 나타날 수도 있다. 또한 전혀 예상치 못한 부위에서 호전반응이 나타나기도 하고, 반대로 호전반응을 아예 느끼지 못하는 사람도 있다.

이러한 현상의 원인을 알고 대처하면 건강식품의 효능을 몇 배 더 높이는 동시에 호전반응을 최소화할 수 있다. 그뿐 아니라 건강식품 산업에 종사하는 여러 사업자가 고객에게 신뢰와 믿음을 심어줘 안정적인 고객관리에 큰 도움을 받을 수 있다.

건강식품 섭취에 따른 호전반응은 인체에 나타나는 행복한 호전의 메시지다. 다소 불편하고 힘들어도 호전반응을 기쁜 마음으로 받아들이면 건강을 빨리 되찾을 수 있다. 하지만 그것을 두려워하거나 피하려 애쓰면 그 시간만큼 질병의 고통은 지속될 수밖에 없다. 이 모든 것은 본인의 결정에 달려 있다. 호전반응 없이는 그 어떤 치료도 있을 수 없기 때문이다.

차례

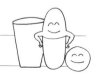

제3장   호전반응의 핵심 내용

제4장   건강식품 섭취 시 나타나는 호전반응

제5장   저체온으로 인한 질병을 치료하는 방법

제1장

자가진단법

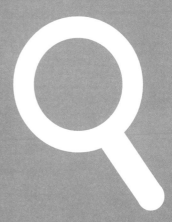

1. 인체 부위별 증상으로 본 영양장애

증상으로 본 영양장애		
부위	자각 증상	영양 장애
머리카락	건조하고 윤기가 없음, 쉽게 빠짐	단백질, 칼로리 식품 영양 부족
얼굴	얼굴이 붓고 달처럼 둥글게 됨	단백질(알부민) 부족
	콧구멍 주위에 비늘이 생김	비타민 B6, B2, 나이아신* 결핍
눈	결막이 창백해짐	철 결핍
	결막 건조함	비타민 A 부족
	충혈	비타민 B2, B6, 나이아신 부족
입술	입술이 벌겋게 붓고 갈라짐	비타민 B2, 나이아신 부족
	입 가장자리가 갈라짐	비타민 B2, B6, 나이아신 부족
잇몸	잇몸이 붓고 출혈이 심하며 스펀지처럼 말랑말랑함	비타민 C 결핍
혀	붓고 갈라짐	엽산, 나이아신, 비타민 B2, B12, 철 결핍
	핏기가 없고 위축됨	엽산, 나이아신, 비타민 B12, 철 결핍
	자홍색을 띰	비타민 B2, 철 결핍
다리	부종	단백질(알부민) 부족
손톱	건조감, 잘 부러짐	철 결핍성 빈혈
피부	햇빛에 노출되면 벌겋게 부어 오르고 색소가 침착됨	나이아신 결핍
	피하 출혈	비타민 C 부족
	탄력성 소실	탈수

* **나이아신(Niacin)**
영양 대사와 세포 호흡을 비롯해 체내의 에너지(ATP) 대사 생성 과정에서 중요한 역할을 한다.

2. 증상에 따른 호전반응

증상에 따른 호전반응	
증 상	나타나는 현상
산성체질	졸림, 무기력증, 만성피로, 잦은 하품, 피부 가려움증
고혈압	어지럼증, 무기력함, 일시적인 혈압 상승, 홍조
빈혈	어지럼증, 변비, 경미한 코피(여성에게 많음), 소화불량
위 기능 쇠약	가슴 부위가 답답하고 미열이 있으며 음식을 잘 먹을 수 없음
위궤양	궤양 부위 통증, 갑갑증(명치 끝 통증), 잦은 구토 증상
장질환	만성피로, 만성변비, 잦은 설사, 어깨결림(통증)
간 기능 쇠약	피부 가려움증, 발진, 트림, 눈곱 증가, 만성피로, 소화불량, 눈 충혈
간경화증	두드러기, 식욕 감퇴, 충혈, 눈 황색으로 변함, 배꼽 튀어나옴
신장병	단백질 감소, 얼굴과 다리 부분에 경미한 부종 현상
치질	배변 시 항문 찢어짐, 혈변이나 핏덩이가 섞여 나옴
만성기관지염	진한 가래, 가슴 부위가 따갑고 아픔
폐 기능 쇠약	입 안 건조, 구토, 어지럼증, 가래를 쉽게 뱉지 못함
축농증	외부 날씨에 민감하게 반응함, 진한 가래의 양이 많아짐
피부 과민	피부가 따갑고 가려움, 살짝만 스쳐도 쓰라림
신경성 과민	변비 유발, 식욕 감퇴, 두통, 어지럼증, 찬물을 찾음
적혈구 부족	잠을 이루지 못하고 쉽게 흥분함
백혈구 감소증	입 안 건조, 꿈을 꾸며 위가 불편함, 감기에 자주 걸리고 아픔
신경통	바늘로 찌르는 듯한 통증, 근무기력증, 찜질을 해도 반응이 약함
요산 과다	머리가 무거움, 소변에 많은 거품이 발생함, 관절 부위 뻐근함
생리통	배꼽 밑 심한 통증, 전신 무력감, 두통, 어지럼증
관절염	관절 부위 통증(특히 겨울에 심함), 관절 마비 증상 및 부종
말초혈관 축소	심한 가려움 또는 찌릿함(전신 혹은 부분)

3. 각 신체기관의 건강 상태 식별법

소 화 기 계	
증상	**원인**
소화가 잘 되지 않고 자주 트림을 한다.	스트레스, 과식하는 습관, 소화 기능 저하
위·십이지장궤양이 있다.	위벽 손상, 흡연, 음주
식도염, 위염, 장염 증상이 있다.	과민성 대장 증상, 면역력 저하, 스트레스
평소에 속이 쓰리고 아프다.	불규칙한 식습관, 스트레스, 수분 부족
조금만 먹어도 헛배가 부르다(복부팽만감).	불규칙한 식습관, 스트레스, 효소 부족
변비에 시달리고 있다.	불규칙한 식습관, 스트레스(수분, 운동 필요)
대변 후에도 아랫배가 무겁고 답답하다.	숙변, 변비
대변 주기가 일정치 않거나 자주 설사를 한다.	면역력 저하, 과민성 대장 증상
치질이 있다.	변비, 불규칙한 식습관
식욕이 없다.	영양 불균형, 스트레스
늘 입 안이 텁텁하다.	피로, 영양 불균형, 수분 부족
소화제를 자주 복용한다.	불규칙한 식습관, 스트레스, 소화 효소 부족
위 부위에 자주 통증이 있다.	위산 과다, 헬리코박터균

신 경 계	
증상	**원인**
불면증에 시달린다.	스트레스, 영양 불균형, 성격적 요인, 칼슘 부족
꿈자리가 사납다.	스트레스, 늦은 식사, 산성체질
건망증(기억력 감퇴)을 많이 느낀다.	뇌 혈액순환장애, 영양 부족
정신이 산만하고 집중력이 떨어진다.	스트레스, 성격적 요인, 분주함, 뇌기능 불균형
신경질적일 때가 많다.	스트레스, 영양 불균형, 저체온 증상
심리적 불안감을 많이 느낀다.	영양 불균형, 자율신경 문제
잘 때 코를 골거나 이빨을 간다.	피로, 스트레스, 예민한 성격, 습관성 행동장애
귀울림 현상이 있다.	영양 불균형, 뇌 산소 부족, 뇌압

* GOT, GPT, γ-GTP 수치
간세포 손상 시 분비되는 효소로 간이 어느 정도 파괴되고 있는지를 나타낸다. GPT나 GOT 수치가 각각 100이 넘으면 정밀검사를 받아볼 필요가 있다. γ-GTP는 특히 알코올에 민감해 알코올성 간 기능장애 예측에 활용하는 지표다.

* 과립구
보통 백혈구라고 불리는 세포로 혈액 속에 존재한다. 세균을 없애는 것이 주요 임무이며 결핍 시 감염 증상이 나타난다.

* **자가면역질환** 면역체계가 자체 조직이나 세포를 외부물질로 오인해 공격을 함으로써 발생하는 질환을 말한다.

순환기계

증 상	원 인
고혈압 또는 저혈압이다.	혈액순환장애, 스트레스
현기증을 심하게 느끼거나 가끔 어지럽다.	혈행 불량, 저혈압, 운동 부족
손발이 차고 저리며 다리가 무겁고 힘이 없다.	혈행 불량, 심장의 무기력증
얼굴과 손발이 자주 붓는다.	신장 기능 이상
가슴이 두근거리고 작은 일에도 잘 놀란다.	스트레스, 심장 영양 불균형
소변이 시원스럽지 못하다.	피로, 스트레스, 수분 부족
소변이 맑지 못하고 냄새가 많이 난다.	신장 기능 이상, 요산 수치 증가
콜레스테롤 수치가 높다.	간 기능 저하
당뇨가 있다.	저혈당, 무기력증
생리가 불순하며 심한 생리통에 시달린다.	물혹, 생리통, 몸이 안 좋다
유산한 적이 있거나 임신이 잘 안 된다.	호르몬·생리·배란 불규칙, 중금속, 저체온
간염(B형)이 있다 (GOT*, GPT* 수치로 확인).	수혈, 성적 접촉, 오염된 주사기 재사용
지방간이다(γ-GTP* 수치로 확인).	육류 위주의 식사, 알코올, 운동 부족

면역계

증 상	원 인
변비가 있거나 장이 좋지 않다.	수분 부족, 장내 유해균 증식
잠을 잘 이루지 못한다.	면역 활동 저해
쉽게 피로를 느끼고 자주 하품을 한다.	몸의 산성화로 면역 스트레스 증가
대상포진이 주기적으로 나타난다.	면역 저하 현상
감기에 잘 걸린다.	피로로 면역 저하 현상
몸이 차갑다.	면역 생성 및 활동 억제, 저체온 증상
아토피, 비염, 천식 등이 있다.	과립구*의 자가면역질환*, 산성체질
몸의 접히는 부위마다 살이 찌거나 붓는다.	노폐물로 인한 면역 억제 현상

Q 자가진단법

*칼시토닌(calcitonin)
갑상샘에서 분비되는 호르몬으로 뼈와 신장에
작용해 혈액 내 칼슘 수치를 낮추는 역할을 한다

골격계	
증상	원인
소변에 거품이 많이 일어난다.	통풍, 류머티스, 요산 과다
밤에 잠을 잘 이루지 못한다.	칼슘 · 여성 호르몬 부족, 신경 불안정
손가락 등 마디마디에 통증이 있다.	류머티스성 관절염
걸을 때 무릎에서 소리가 난다.	퇴행성 관절염
생리가 끝났거나 폐경 시기가 다가온다.	여성 호르몬 부족, 혈중 칼슘 소실
자주 피로를 느낀다.	갑상선 기능 저하, 호르몬 불균형
비만이 있다.	골격 압박, 혈액순환장애
우울증이 있다.	여성 호르몬 부족, 혈중 칼슘 부족
체온이 급격히 올랐다가 내려간다.	갑상선 기능 저하, 폐경 증세
목이 붓고 목소리가 변한다.	갑상선과 칼시토닌* 호르몬 문제
어깨, 고관절, 대퇴부 통증	골격 영양 불균형, 혈액순환장애
한 자세로 오래 앉아 있지 못한다.	골격 영양 불균형, 골격의 저체온
조금만 걸어도 피곤하다.	골격 영양 불균형, 비만, 골밀도 저하

생식기계	
증상	원인
소변을 보기가 어렵다(남, 여).	정력 감퇴, 혈액순환장애
작은 충격에도 소변을 지린다(여).	요도 괄약근 약화
생리가 불규칙하다(여).	생식기 저체온
소변을 참지 못한다(남, 여).	요도 괄약근 약화
스트레스가 있다(남, 여).	정력 감퇴 및 위축
성관계가 어렵다(남, 여).	호르몬 대사 이상
역한 냄새의 불순물이 나온다(남, 여).	세균 감염
음낭이 항상 늘어져 있다(남).	정력 감퇴, 약한 정자 생성

두뇌 및 호흡기계	
증상	원인
습관성 두통 및 편두통이 있다.	스트레스, 탁한 혈액, 변비
눈이 자주 피곤하고 아프다.	피로, 간 기능 저하
머리카락이 많이 빠진다.	스트레스, 면역력 저하, 중금속 노출
감기에 잘 걸린다.	면역력 저하, 저체온 현상
편도선이 자주 붓는다.	기관지 알레르기, 면역력 과잉 반응
자주 숨이 차고 호흡이 힘들다.	혈관 축소, 심장질환, 스트레스, 운동 부족
해소, 천식(기침, 가래)이 있다.	면역력 과잉 반응, 알레르기
축농증, 비염, 기관지염이 있다.	유전, 면역 알레르기
코와 목이 자주 마르고 답답하다.	기관지염, 비염, 면역력 저하
폐가 좋지 않거나 폐결핵을 앓은 적이 있다.	면역력 저하
가슴이 답답하고 자주 통증을 느낀다.	약한 심장, 스트레스
눈꺼풀이 떨릴 때가 있다.	스트레스, 영양(칼슘, 마그네슘) 부족
갑자기 흰 머리카락이 생긴다.	심한 스트레스

일상적인 건강	
증상	원인
몸이 항상 무겁고 피곤하다.	영양 불균형, 저체온 현상
휴식을 취해도 피로가 풀리지 않는다.	영양 불균형, 간 기능 저하, 산성체질
수면 부족이 아닌데도 항상 졸립다.	영양 불균형, 운동 부족, 순환장애
아침에 일어나기가 힘들다.	영양 불균형, 스트레스, 면역 저하
뚱뚱한 편이다/마른 편이다.	영양 불균형, 갑상선 기능장애
과음한 다음 날에는 음주 후유증이 심하다.	영양 불균형, 간 기능 저하
간 기능이 좋지 않다.	불량 식습관, 과음, 지나친 육류 섭취
아침에 양치질을 할 때 구역질이 심하다.	위 기능 저하

4. **각각의** 질환에 따른 증상

(1) 간질환	(2) 심장질환
– 술을 마시면 빨리 취한다.	– 가슴이 두근거린다.
– 피부와 안구가 노랗고 황달 증상이 있다.	– 호흡 곤란을 느낀다.
– 얼굴색이 점점 검게 변한다.	– 가슴에 통증이 있다.
– 얼굴색이 점점 노랗게 변한다.	– 현기증이 있다.
– 손, 발, 목에 실핏줄이 선다(홍점).	– 귓불, 입술, 손끝 등이 보라색으로 변한다.
– 입에서 계속 냄새가 난다.	– 다리가 붓는다.
– 속이 메스껍고 식욕이 없다.	– 손끝과 발가락이 저린다.
– 다리가 나른하다.	– 매사에 기운이 없고 지쳐 있다.
– 가슴에 통증이 있고 가래가 나온다.	– 손발이 차다.
– 소변에 거품이 많고 흑갈색이다.	– 자주 짜증을 낸다.
	– 소심하거나 의심이 많다.

(3) 폐질환	(4) 갑상선질환
– 짙은 가래가 나온다.	– 쉽게 피곤함을 느낀다.
– 마른기침을 자주 한다.	– 자주 짜증을 낸다.
– 숨소리가 거칠다.	– 건망증이 심하다.
– 아토피 증세가 있다.	– 목이 부어 있다.
– 비염이나 천식이 있다.	– 목소리가 쉬거나 갈라진다.
– 단백질 흡수가 잘 되지 않는다.	– 감기에 잘 걸린다.
– 위장질환이 있다.	– 눈이 자주 침침해지거나 뻐근하다.
– 조금만 빨리 걸어도 숨이 차다.	– 잠을 잘 이루지 못한다.
– 심한 운동을 오래 하지 못한다.	– 갑자기 체중이 불거나 빠진다.
– 겨울이나 추울 때 숨이 더 가쁘다.	– 입 안이 마르고 몸이 건조해진다.
– 기침을 할 때 가슴에 통증이 있다.	– 갑자기 체온에 심한 변화가 있다.

(5) 대장질환	(6) 피부질환
– 변에 피가 묻어 나온다.	– 피부에 심한 가려움증이 있다.
– 속이 항상 더부룩하다.	– 알레르기질환이 있다.
– 변비가 있다.	– 피부가 자주 가렵고 트러블이 있다.
– 쉽게 피곤함을 느낀다.	– 피부가 건조하고 땅긴다.
– 육류를 섭취하면 금방 화장실에 간다.	– 화장이 잘 받지 않는다.
– 방귀 냄새가 지독하다.	– 얼굴 양 옆으로 뾰루지가 생긴다.
– 얼굴에 피부 트러블이 자주 생긴다.	– 아토피 증세가 나타난다.
– 얼굴색이 점점 검어진다.	– 여드름이 심하다.
– 앞으로 숙이는 자세로 앉는다.	– 입술이 부풀거나 입술 주위에 피부염이 생긴다.
– 눕는 것을 좋아한다.	
– 항문에 힘이 없거나 항문이 튀어나온다.	

(7) 관절질환	(8) 위장질환
– 엄지발가락 밑이 아프다(통풍).	– 항상 소화가 안 된다.
– 잠을 자고 일어나면 손가락이 뻣뻣하다.	– 변비가 있다.
– 잠을 자고 일어나면 무릎에 열이 있다.	– 배에 늘 가스가 찬다.
– 오전에 관절이 더 뻣뻣하다(류머티스).	– 찬 것이나 우유를 먹으면 설사한다.
– 오후에 무릎이 더 뻣뻣하다(퇴행성).	– 복부팽만감을 느낀다.
– 눈이 침침하거나 뻣뻣하다.	– 자주 트림을 한다.
– 겨울이나 추운 날씨에 더 심한 통증을 느낀다.	– 입에서 심한 냄새가 난다.
– 관절마다 부어오른다(류머티스, 통풍).	– 설태(혓바닥에 생기는 이끼 같은 물질)가 낀다.
– 몸을 만지면 아프거나 통증을 느낀다.	– 몸이 자주 붓는다.
– 잠을 잘 이루지 못한다.	– 명치에 압박이 있거나 통증이 있다.
– 기침을 할 때 가슴에 통증이 있다.	– 양치질을 할 때 헛구역질이 난다.

자가진단법

(9) 눈질환	(10) 코질환(비염, 축농증)
– 사물이 흐리게 보인다(백내장).	– 코가 맹맹하다.
– 점점 시력을 잃는다(녹내장).	– 호흡 곤란이 있다.
– 주위가 군데군데 흐리게 보인다(망막증).	– 두통이 있다.
– 사물이 흰색과 검은색만 보인다(황반변성).	– 항상 졸음이 쏟아진다.
– 눈이 침침해 자주 깜박인다.	– 자주 기억상실이 일어난다.
– 눈물을 자주 흘린다.	– 아침에 일어나기가 어렵다.
– 사물이 뚜렷하게 보이지 않는다.	– 후두 쪽이 부어 있다.
– 먼 사물이 잘 보이지 않는다.	– 머리가 무겁다.
– 손으로 사물을 한 번에 잡지 못한다.	– 만성피로가 있다.
– 눈이 따갑고 충혈이 자주 생긴다.	– 기온과 습도에 민감하다.
– 눈동자가 선명하지 않고 흐릿하다.	– 몸에 늘 미열이 있다.

(11) 전립선질환(남)	(12) 요실금질환(여)
– 소변보기가 어렵다.	– 소변보기가 어렵다.
– 저녁마다 이불에 오줌을 지린다.	– 저녁마다 이불에 오줌을 지린다.
– 소변을 참지 못한다.	– 기침을 할 때 옷에 소변을 지린다.
– 발기가 잘 안 된다.	– 잠을 자다가도 소변이 마려워 일어난다.
– 새벽에 발기가 안 된다.	– 소변을 보러 가는 도중에 소변이 흐른다.
– 음낭이 항상 늘어져 있다.	– 소변줄기가 약하다.
– 서혜부(아랫배와 접한 넓적다리 주위)가 늘 뜨겁다.	– 소변을 보는 시간이 오래 걸린다.
– 뱃살이 늘어져 있다.	– 소변을 봐도 개운하지 않다.
– 당뇨가 심하다.	– 소변이 마려워 힘을 주지만 잘 나오지 않는다.
– 소변 줄기가 가늘고 일정하지 않다.	
– 성관계 시 사정을 빨리 한다.	

22

(13) 당뇨질환	(14) 암질환
– 일정한 시간대에 피곤함을 느낀다.	– 잠을 잘 이루지 못한다.
– 소변을 자주 본다.	– 소화가 잘 되지 않고 입맛이 없다.
– 변이 많고 노랗다.	– 입맛이 없고 미각을 잃어 대충 먹는 습관이 생긴다.
– 때때로 장딴지 근육의 수축이 일어난다.	– 물을 많이 마셔도 목이 마르다.
– 눈이 침침하다.	– 몸의 체온 변화가 자주 일어난다.
– 물을 많이 마신다.	– 갑작스런 피로가 밀려온다.
– 자고 일어나면 등이 땀으로 축축하다.	– 짜증이 심하고 화를 잘 낸다.
– 밤에 자주 일어나 화장실에 간다.	– 소변에서 심한 냄새가 난다.
– 왕성한 식욕에도 수척하다.	– 방귀 냄새가 매우 지독하다.
	– 기력이 떨어져 운동을 거의 하지 않는다.
	– 몸이 산성체질로 바뀌어 자극적인 술, 담배를 즐긴다.

(15) 저혈압질환	(16) 고혈압질환
– 마음이 공허하고 의식이 몽롱하다.	– 귀가 멍멍하다.
– 건망증(기억력 감퇴)을 많이 느낀다.	– 체지방이 많고 살이 찐 편이다.
– 초조하고 마음이 불안정하다.	– 뒷골이 뻣뻣해진다.
– 근육이 굳어질 때가 있다.	– 손발이 자주 저리고 마비가 온다.
– 공복감을 느끼며 구토가 있다.	– 어지럼증을 느낀다.
– 물체가 두 개로 보인다.	– 코피가 멎지 않는다.
– 수족이 떨린다.	– 머리가 자주 아프다.
– 눈꺼풀이 내려온다.	– 뜨거운 것을 먹으면 땀이 잘 난다.
– 자주 놀라거나 누군가가 윽박을 지르면 놀란다.	– 화를 내면 얼굴이 붉어진다.
– 심장이 자주 콩닥콩닥 뛴다.	– 심장 쪽에 통증이 있다.
– 손발이 매우 차갑다.	

제2장

건강식품
필수 시대

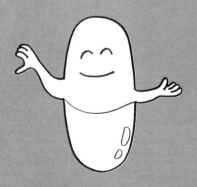

질병의 원인에 관한 학설과 이론을 죽 늘어놓으면 아마 지구를 푹 덮고도 남을 것이다. 하지만 우리에게 무엇보다 중요한 체온, 특히 저체온과 질병의 관계를 심도 있게 연구하기 시작한 지는 그리 오래되지 않았다.

정상적인 경우 사람의 체온은 약 37℃로 유지되는데 그 이유는 무엇일까?
그 해답은 체내에서 일어나는 화학반응, 즉 대사(Metabolism)에서 찾아볼 수 있다. 대사란 생물체가 체내에 들어온 영양물질을 분해 및 합성해 생체 성분이나 생명 활동에 필요한 물질 혹은 에너지를 생성하고, 필요치 않은 물질은 몸 밖으로 배출하는 작용을 말한다. 우리가 섭취한 음식의 영양분을 에너지로 바꾸는 대사 과정은 생명 유지에서 매우 중요한 활동으로, 이때 인체가 사용하지 않은 에너지는 열이 된다. 사람의 경우 에너지의 70퍼센트 이상이 열로 변환돼 체온 유지에 쓰인다.

혹시 두통이 일어나거나 몸살이 났을 때의 몸 상태를 기억하는가? 아마도 몸에 열이 발생해 체온이 37.8℃ 이상으로 올라갔을 것이다. 체온이 그 정도로 오르면 몸이 가뿐해진 느낌이 들면서 현기증이 난다. 이는 몸에 열이 발생해 몸의 중력이 약해졌기 때문이다. 반대로 몸에 열이 부족해 저체온에 가까운 사람들(가령 비만인)은 몸이 항상 무겁게 느껴진다. 이 경우 쉽게 피곤함을 느끼며 식은땀을 자주 흘린다.

우리나라 사람들의 체온(보통 체온)은 평균 36.89℃로 하루 중의 체온 변화는 대부분 1℃ 이내다. 만약 우리의 체온이 그 이하로 떨어지면 어떤 일이 발생할까?
다시 말해 체온이 37℃ 이하로 내려갈 경우 우리 몸에 어떤 변화가 일어날까?

정상체온(36.5~37.1℃) 아래의 낮은 체온을 저체온(Hypothermia)이라고 하는데, 체온 35℃ 이하를 가리키는 의학적 용어다. **저체온이 되면 몸의 항상성(Homeostasis)이 깨져 모든 신진대사가 장애를 받는다.** 특히 두뇌 활동량이 감소하면서 산소가 결핍되고 심장박동수가 적어져 전신에 혈류량이 줄어든다. 이는 세포의 재생 기능을 떨어뜨리며 활성산소의 과다 배출에 따른 DNA 변형으로 암 같은 무서운 질병을 초래한다. 또한 저체온은 폐의 기능을 약화시키기 때문에 폐에 물이 차는 등의 위험에 노출될 수 있으며 시력 저하, 아토피, 관절염, 변비 등 여러 가지 질병을 일으켜 우리에게 고통을 안겨준다. **정상체온 유지는 곧 건강의 토대이며 그 토대가 무너지면 질병에 노출될 가능성이 크다.** 병원에 갔을 때 의료진이 가장 먼저 체온을 확인하는 이유도 체온이 그만큼 중요하기 때문이다.

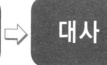

신진대사

정상체온
37℃ ⇨ 대사

* **대사** : 생물체가 섭취한 영양물을 체내에서 분해 및 합성해 생체 성분이나 생명 활동에 쓰는 물질 혹은 에너지를 생성하고 필요치 않은 물질은 체외로 배출하는 작용.

저체온은 모든 질병에 깊숙이 숨어있는 근원이다.

70% 우리가 섭취한 영양의 70퍼센트는 열에너지로 쓰이며 이는 생명 활동을 위한 체온 유지에 필수적이다.

37.8℃ 신생아의 체온에 가까우며 성인의 경우 열이 내는 체온으로 몸살, 두통이 생긴다.

36.5~37.1℃ 평균 체온을 말하며 하루 중 체온 변화는 대개 1℃ 이내다.

비만인은 체온이 낮다

저체온은 비만을 유발한다. 체온이 낮아 생리활성도가 떨어지면 인체는 사용하지 않은 영양물을 체내에 저장한다. 영양이 체내에 저장될 때는 방부제로 지방이 쓰이는데 그것이 비만을 일으킨다.

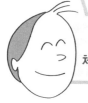

건강인은 체온이 정상이다

건강하다는 것은 연령대에 맞는 체온을 유지하고 있음을 의미한다. 정상체온은 생리활성도가 높아 영양물을 사용하는 비율이 높다. 영양을 에너지로 사용하면 체온이 올라가기 때문에 계속해서 정상체온을 유지할 수 있다.

체온이 1℃ 떨어지면

시력 저하, 아토피, 관절염, 변비 등이 생기고 면역력이 30퍼센트가 저하된다. 신진대사율은 15퍼센트 떨어진다.

저체온이란?
의학 용어로 35℃ 이하의 체온을 말한다. 저체온 상태에서는 손발이 차갑고 자꾸 딸꾹질을 하는 등 신진대사가 원활치 못함을 보여주는 증상이 나타난다. 남성보다는 여성의 저체온화가 더 심하다.

통계청의 2012년 자료에 따르면 한국인의 암 발병률과 증가율에서 1위를 차지하는 것이 바로 **갑상선암**이다. 몇 년간 상위권에 머물러 있던 갑상선암이 드디어 발병률과 증가율에서 1위를 차지하게 된 것이다.

전체적인 암 증가율은 매년 평균 2.9퍼센트로 나타나고 있다. 갑상선암 증가와 2.9퍼센트의 암 증가율은 밀접한 관계가 있으며 또한 이것은 시사하는 바도 크다. 질병의 원인과 저체온에는 상관관계가 있다는 사실을 다시 한 번 떠올려보자. 흥미롭게도 암 증가율 2.9퍼센트는 매년 체온 저하 평균 2.9퍼센트와 정확히 일치한다. 결국 매년 2.9퍼센트의 암 증가율은 한국인의 체온이 그만큼 저체온화하고 있음을 보여준다.

이를 증명하듯 갑상선은 인체의 신진대사를 관장하고 체온을 조절하는 중요한 장기다. 그렇다면 갑상선암이 큰 폭으로 증가한 것은 체온과 밀접한 관계가 있다고 볼 수 있다. 우리가 영양 섭취와 더불어 항상 체온 조절에 신경 써야 하는 이유가 여기에 있다. 암을 치료하고 예방하는 것도 중요하지만 그에 앞서 체온의 막대한 영향을 깨달아야 한다. 다시 말해 건강한 삶을 영위하기 위해서는 체온을 유지하는 동시에 건강식품의 영양을 섭취해야 한다.

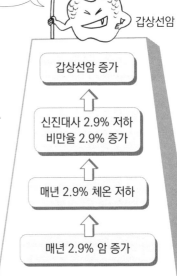

암환자의 24%는 암으로 죽지 않는다

국립암센터에 따르면 암 진단 후 5년 이상
생존하다 사망한 사람들 중 24퍼센트는
암 이외의 질병 때문에 사망한 것으로 나타났다.

● 중풍 등 뇌혈관질환 18.5%
● 당뇨 7.8%
● 심근경색 등 허혈성 심장질환 6.8%
● 자살 6.2%

한국인의 사망 원인		
No.	종류	%
1	암	142.8%
2	뇌혈관질환	50.7%
3	심장질환	49.8%
4	자살	31.7%
5	당뇨병	21.5%

* 2012년 통계청 자료

증가하는 암 사망률 (2007년 대비 2008년)		
No.	종류	비율
1	대장암	2.5%
2	췌장암	5.0%
3	폐암	3.0%
4	유방암	2.6%
5	전립샘암	4.9%

* 2009년 통계청 자료

암 치료 5년 생존율		
No.	종류	비율
1	전립샘암	26.5%
2	위암	18.4%
3	대장암	13.9%
4	유방암	11.6%
5	간암	11.0%

* 2009년 통계청 자료

3대 사망 원인이 차지하는 비중		
No.	사망원인	비율
1	암	28.0%
2	뇌혈관질환	11.3%
3	심혈관질환	8.7%
전체 사망자의 48% 차지		

약품 부작용 건 수

년도	부작용 건 수
2002	100
2007	3,750
2008	7,210
2009. 상반기	9,074
2009. 10	20,000 이상

(식품의약품안전청 2009년 보고 내용)

의약품을 투여한 뒤에 발생하는 모든 비정상적인 증상이나 행동을 '부작용' 혹은 '이상반응'이라고 한다. 우리나라에서는 제약회사나 의료진의 사의적인 판단으로 부작용이 과소 집계되는 것을 막기 위해 전국 15개 '지역약물감시센터'에서 부작용을 집계해 보고하고 있다. 그렇지만 여전히 정확한 집계는 이뤄지지 않고 있으며, 부작용 수치는 공식적인 수치보다 더 많을 것으로 보고 있다.

3 건강식품 산업은 시대가 요구하는 트렌드

건강식품 분야의 전문가들은 세계 기능성식품 시장이 2010년 15조 원 규모에서 2020년 25조 원 규모로 성장할 것으로 예측하고 있다. 실제로 건강식품에 대한 관심이 폭발적으로 늘어나고 있으며 여기에 더해 첨단 과학 기술이 발달하면서 소비 시장이 계속 확대되고 있다. 특히 바이오 기술 발달이 건강식품 성장에 큰 기여를 하고 있다.

미국의 역대 대통령 두 명을 보필한 경제 자문가이자 대학교수인 폴 제인 필저(Paul Zane Pilzer)는 자신의 저서 『건강관리혁명(The Wellness Revolution)』에서 "앞으로 천만장자는 건강식품 사업에서 나올 것"이라고 언급한 바 있다. 그 이유에 대해 그는 다음과 같이 말하고 있다.

> "아무리 의술이 발달하더라도 환경오염으로 인한 발병 속도를 따라가긴 어렵다. 그러므로 사람들은 부작용이 있는 약물과 발병 후의 치료에 중점을 두는 현대의학보다 예방 차원의 건강식품을 선호할 가능성이 크다. 앞으로 건강식품은 의약품 수준으로 발전할 것이다. 나아가 건강식품을 선호하는 층이 꾸준히 늘어나면서 공급과 수요가 지속적으로 확대되는 선순환이 일어날 것으로 보인다. 사람들은 일단 효능 좋은 건강식품을 발견하면 검증된 건강식품으로 건강한 노후를 보내기 위해 매월 일정 금액을 소비하게 된다. 그런 소비자가 늘어나면 공급자는 수입이 상승해 천만장자가 될 확률이 높다."

옳은 얘기다. 앞으로 건강식품 시장은 계속해서 확대될 것이다. 무엇보다 우리가 건강한 식생활이라고 여기는 것이 결코 안전하지 않은 까닭이다. 우리가 섭취하는 음식물은 그 옛날 조상들이 씨를 뿌리고 거뒀던 알짜배기 식물만큼 영양분을 갖추고 있지 않다. 산업화의 영향으로 지구 환경은 이미 오래 전부터 시름시름 앓아왔다.

늘어나는 인구가 소비할 식품을 대량 생산하기 위해 사용해온 각종 촉진제, 살충제, 발색제 등으로 토지는 심각하게 오염된 상태다. 오염된 땅에서 자라나 영양을 제대로 갖추지 못한 식품을 먹는 우리는 배는 부르되 영양은 비어 있는 음식을 섭취하는 셈이다. 이에 따라 현대인은 분명 과거보다 잘 먹고 있음에도 영양 결핍과 불균형 현상에 시달리고 있다. 영양 섭취가 한쪽으로 치우치면서 과잉과 결핍이 동시에 초래되고 있는 것이다.

국내 건강식품 증가 추세

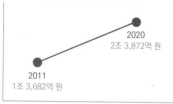

2020
2조 3,872억 원

2011
1조 3,682억 원

세계 건강식품 증가 추세

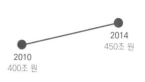

2014
450조 원

2010
400조 원

* 출처: 기능성식품 시장조사지 〈뉴트리션 비즈니스 저널〉

유통 채널	매출상위 3품목		기타	
네트워크 마케팅 판매	영양보충용 제품	오메가-3 제품	유산균 제품	글루코사민 제품, 알로에 제품
방문 판매	개별인정형 제품	알로에 제품	홍삼 제품	영양보충용 제품, 키토올리고당 제품
매장 판매	홍삼 제품	영양보충용 제품	오메가-3 제품	클로렐라 제품, 개별인정형 제품
방송 (홈쇼핑/인포머셜)	홍삼 제품	영양보충용 제품	개별인정형 제품	오메가-3 제품, 클로렐라 제품

국내 판매 현황	
No.	제품군
1	홍삼
2	비타민 및 무기질
3	개별인정형
4	알로에
5	오메가-3
6	프로바이오틱
7	인삼
8	감마리놀렌산

유통 채널 별 매출 현황		
No.	유통 채널	매출 점유율(%)
1	네트워크 마케팅 판매	29.15%
2	방문 판매	26..04%
3	전문매장	13.06%
4	홈쇼핑 · 케이블	11.23%
5	백화섬	6.21%
6	할인매장	4.74%
7	약국	2.67%
8	인터넷	2.62%

* 출처: 2011년 식품의약품안전청

어느 날 갑자기 병원을 찾는 급성 환자는 대개 평소에 밥 세 끼 식사로 건강을 관리해 온 사람들이다. 물론 평상시에 술이나 담배, 정신적·육체적 스트레스에 시달려온 사람도 많다. 이제 밥 세끼 식사로 건강을 유지하던 시대는 지나갔다.

우리는 흙(수경 재배 포함)에서 키운 식물들을 통해 영양을 섭취한다. 그렇다면 영양이 풍부하고 건강한 식물을 섭취해야 하는데, 식물이 건강하게 자라려면 흙이 건강해야 한다. 하지만 땅의 오염과 산성화로 우리의 먹을거리에 문제가 많이 내포돼 있다는 것은 이제는 모두가 알고 있는 사실이다. 우리는 아무리 잘 먹고 잘 생활해도 질병에 걸릴 수 밖에 없는 시대를 살아가고 있다. 건강식품의 인기가 날로 치솟는 이유가 여기에 있다.

현대인은 하루 세 끼 식사만으로는 절대로 균형 있는 영양을 섭취하기 어렵다.
특히 요즘 우리가 섭취하는 '밥'은 과거의 주식이던 현미와는 차원이 다르다. 영양소가 거의 다 깎여나간 백미로 세 끼 식사를 해결하는 것은 자기 몸을 학대하는 것이나 마찬가지다. 그러면서 건강을 지킬 수 있을 거라고 여기는 것은 말도 안 되는 일이다.
우리가 섭취하는 다른 음식물들은 또 어떠한가? 영양소 함량 자체도 미달이지만 더 심각한 것은 무분별하게 살포하는 화학비료와 농약이다. 정부는 2009년 8월부터 농수산물 시장에서 농수산물에 대한 잔류 농약 검사를 실시해 101건의 위반 사례를 적발하고, 이 중 99건(7.5t)에 해당하는 농산물을 폐기처분했다고 발표했다. 또한 농민들을 대상으로 53회에 걸쳐 올바른 농약 사용법을 홍보했다고 전했다. 문제는 현실적으로 농약 사용량을 줄여 농사를 지을 수 없는 상황에 있다. 농부가 애써 농약을 덜 사용해도 소비자들이 벌레 먹은 야채를 외면하는 게 우리의 현실이 아닌가. 우리 주위에 건강을 위협하는 환경적 요소는 무수히 많이 존재한다.

누구나 예기치 못한 순간에 질병에 걸릴 수 있다. 특히 건강을 자부하던 사람이 어느 날 갑자기 덜컥 큰 병에 걸리는 경우가 많다. 건강하다는 자신감때문에 평소에 관리를 하지 않았기 때문이다. 오히려 선천적으로 몸의 어딘가가 약한 사람은 늘 조심하면서 관리하는 까닭에 건강하게 더 오래 사는 모습을 보게 된다. 아무리 건강한 사람일지라도 건강식품 섭취를 고려해봐야 한다. 배부르게 골고루 먹는다고 해도 필요한 영양을 균형 있게 섭취했다고 볼 수가 없다. 이러한 현상은 갈수록 심화될 것이므로 현재 자신의 영양 상태를 살펴보고 올바른 건강식품을 선택하는 것이 바람직하다.

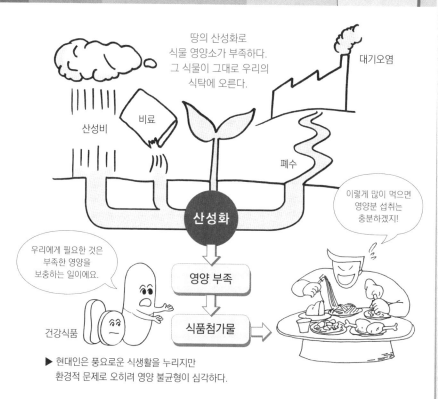

▶ 현대인은 풍요로운 식생활을 누리지만
환경적 문제로 오히려 영양 불균형이 심각하다.

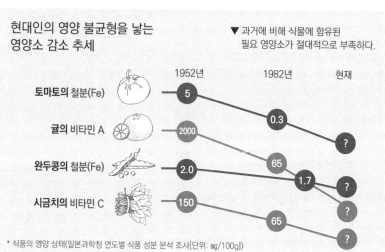

현대인의 영양 불균형을 낳는 영양소 감소 추세

▼ 과거에 비해 식물에 함유된
필요 영양소가 절대적으로 부족하다.

	1952년	1982년	현재
토마토의 철분(Fe)	5	0.3	?
귤의 비타민 A	2000	65	?
완두콩의 철분(Fe)	2.0	1.7	?
시금치의 비타민 C	150	65	?

* 식품의 영양 상태(일본과학청 연도별 식품 성분 분석 조사[단위: mg/100g])

건강식품을 선택할 때 우리는 보통 성분 함량을 보고 판단을 내린다. 물론 대단히 중요한 요소지만 너무 성분 함량에만 치중하면 중대한 사실을 놓치고 만다. 건강식품에서 무엇보다 우선시해야 할 **안전성**을 소홀히 하게 되는 것이다. 안전성은 어떻게 확인해야 할까? 알 수 없는 일이다. 그러다 보니 소비자는 대개 하루에 섭취해야 할 영양성분이 들어 있는지, 사람들이 즐겨 찾는 브랜드인지를 고려해 건강식품을 선택한다. 영양성분 함량과 브랜드를 고려하는 것은 당연히 필요한 일이다. 여기에 더해 다음의 세 가지 사항을 꼼꼼히 확인해볼 필요가 있다.

첫째, 생산 원료가 안전한지 따져본다.
사실 우리는 원료의 수급 상황을 잘 모른다. 얼마 전, 국내 회사가 중국에서 재배한 녹차를 수입해 '차(茶)'를 만드는 과정을 TV에서 방영한 적이 있다. 그 과정은 현대적, 위생적이었지만 문제는 차의 재배 과정에서 인체에 유해한 **살충제 DDT**를 사용했다는 점이었다. **녹차**에는 항산화물질 **카테킨**(Catechin)이 함유돼 있으나 중추신경을 자극하는 **카페인**(Caffeine)도 들어 있다. 녹차를 마실 때 우리는 이 두 가지 성분을 함께 마시는 셈이다. 하지만 이건 순수한 성분을 말하는 것이고 여기에 농약이 들어 있다면 그야말로 아찔한 일이 아닌가.

환경오염이 심각하다 보니 사람들은 이제 좀 더 비싼 값을 주고도 유기농 식품이나 친환경 제품을 구입하려 한다. 이것은 세계유기농협회가 정해놓은 중금속 수치 PPM을 초과하지 않는 제품을 의미한다. 실제로 유기농 식품을 섭취하면 중금속 배출이 보다 용이하다. 그렇다면 유기농 식품을 원료로 해서 제품을 만드는 것은 안전할까?

진실을 말하자면 유기농 식품에도 당연히 중금속이 함유돼 있다. 원칙적으로 따지면 제품을 만들 때는 0.1퍼센트의 중금속도 완전히 제거해야 한다. 100퍼센트 안전한 제품이란 바로 그런 것이다. 안타깝게도 우리나라에는 인체에 유해한 성분을 100퍼센트 제거한 제품을 만드는 회사가 드물다. 따라서 우리는 더욱더 정밀한 '안전'이라는 돋보기를 쓰고 건강식품을 꼼꼼히 살펴봐야 한다. 앞서 말한 중국의 녹차처럼 입으로 들어가는 식품에 농약이 묻어 있다면 어쩌겠는가.

둘째, 제품이 인체에 유익한지 살펴본다.
건강식품을 만드는 회사는 자사 제품이 인체에 무조건 유익하다고 광고하지만, 내막을 뜯어보면 그렇지도 않다. 정석대로 하자면 건강식품 회사는 인체의 화학반응이나 유전자 적응 등을 검사해 제품을 출시해야 한다. 그 과정에서 지표 물질과 적용 사례를 중심으로 한 논문 자료를 만들게 되는데, 여기에는 막대한 투자가 필요하다. 이 경우 원가 상승 압박이 크기 때문에 많은 회사가 엄두를 내지 못하는 실정이다.

셋째, 건강식품의 흡수율을 알아본다.

건강식품이라고 해서 무조건 건강에 유용할 거라고 생각하면 안 된다. 인체에 유용하다는 것은 적절히 흡수돼 충분한 영양을 공급할 수 있는 상태를 말한다. 인체는 영양으로 에너지를 만들고 사람은 그 에너지로 활동을 한다.

　원료를 상품화할 경우 제조 과정에서 영양소가 파괴되고 화학 구조에 변화가 일어난다. 이때 원료 본래의 성질이 변화된다. 그런 이유로 제조 공정을 거쳐 제품화가 이뤄지면 인체에 얼마나 유용한지, **흡수율**이 어느 정도인지 재검사를 한 다음 소비자에게 제공해야 한다. 소비자의 믿음을 바탕으로 꾸준히 선택을 받으려면 반드시 이런 과정을 거쳐야 한다. 특히 흡수율이 좋으면 소비자의 건강 증진 체험이 늘어나면서 건강식품 시장이 폭넓게 확대될 것이라 확신한다.

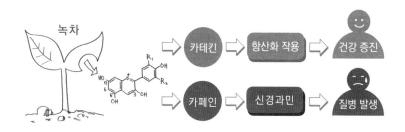

순위	선택 기준
1	브랜드
2	광고
3	가격
4	성분
5	효능
6	간편성
7	안정성

건강식품을 선택하는 일반적인 기준

건강식품을 선택할 때 대개는 브랜드를 선호하는 경향이 강하다. 그런데 브랜드에 대한 이미지는 대기업의 홍보성 광고에 노출된 빈도에 좌우될 뿐, 그것이 건강식품의 질에 영향을 주는 것은 아니다. 건강식품 선택에서 가장 우선시해야 하는 것은 안전성이다. 설령 영양 성분이 조금 덜 들어갔거나 효능이 다소 떨어질지라도 말이다. 건강식품은 말 그대로 우리가 입으로 섭취하는 식품이기 때문이다.

건강식품을 섭취한 뒤 호전반응의 반대 현상이 발생해 문제를 일으키는 경우가 간혹 있다. 예를 들면 질병 치료와 건강식품 섭취를 병행하는 과정에서 문제가 발생하기도 한다. 이처럼 건강식품을 권하는 사람이나 먹는 사람이 질병의 차도에 따라 건강식품을 신중하게 선택해야 한다. 그러면 몇 가지 질병을 중심으로 건강식품을 섭취할 때 어떤 주의사항이 있는지 살펴보자.

(1) 간경화

간경화에 걸린 사람은 효소가 매우 적게 분비되기 때문에 건강식품을 섭취해도 흡수율이 떨어진다. 따라서 간경화로 판명받은 사람은 처음에 소량으로 시작해 점점 늘려가는 것이 좋다. 몸에 좋다고 해서 처음부터 무리하게 많이 섭취하면 오히려 독이 될 수 있다.

(2) 당뇨

당뇨 수치가 300mg/dℓ 이상일 경우에는 건강식품을 물에 희석해서 조금씩 섭취해야 한다. 자칫 잘못하면 당뇨 수치가 급작스럽게 올라 불안을 초래하는 바람에 큰 쇼크가 발생할 수 있다.

(3) 저혈압

확장기 혈압 50mmHg 이하를 저혈압이라고 하는데, 이때 심장에 무리가 가면 가슴이 답답하거나 뻐근한 느낌이 든다. 저혈압 환자도 건강식품을 물에 희석해서 소량 섭취하는 것으로 시작해 점점 양을 늘려가는 것이 바람직하다.

(4) 갑상선기능저하증

갑상선기능저하증에 걸리면 음식물의 영양 흡수, 소화, 대사에 어려움이 따른다. 이때 건강식품을 무리하게 섭취하면 갑상선이 오히려 부담을 느끼고 스트레스를 받는다. 스트레스로 몸이 긴장할 경우 소화에 부담이 가중되는 악순환이 일어난다. 갑상선기능저하증일 경우에는 특히 건강식품 속에 들어 있는 요오드의 함량에 신경 써야 하므로 전문의와 상담한 후 섭취량을 정하는 것이 좋다.

(5) 여성질환

유방암이나 자궁질환으로 수술, 항암, 방사선 치료를 할 경우 치료 기간이 1년 미만이면 병원에서는 여성 호르몬 억제제를 사용한다. 이때 병원 치료에 역행해 여성 호르몬 분비를 촉진하는 식품을 섭취하면 문제가 발생할 수 있다. 병원 치료가 1년 이상 진행되는 경우에만 섭취하도록 한다.

(6) 장기이식

장기이식은 타인의 장기를 내 몸에 맞추는 아주 중요한 일이다. 일단 장기를 이식하면 내 몸의 면역 물질은 타인의 장기를 내 것으로 인식하지 않아 공격을 가한다. 이런 상황에서 면역 증강 식품을 섭취하면 문제가 발생할 수 있다. 병원 치료가 최소한 2년 이상 경과한 후에 건강식품을 섭취하는 것이 바람직하다.

간경화 간경화에 걸리면 효소 분비가 어려워 영양의 흡수에 부담을 느낀다.

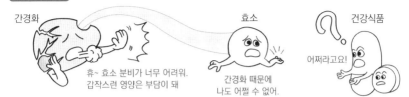

당 뇨 영양을 과잉 섭취하면 당뇨 수치의 급상승으로 쇼크가 올 수 있다

  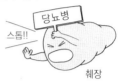

저혈압 저혈압일 경우 심장 기능이 약화돼 영양을 과잉 공급하면 위험할 수 있다.

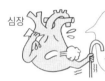

갑상선기능저하증 요오드 공급은 오히려 스트레스로 작용할 수 있다.

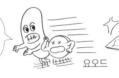

여성질환 천연 여성 호르몬 섭취가 병원 치료에 역행하기도 한다.

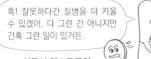

장기이식 장기이식을 하면 면역 억제제를 사용하므로 면역 증강 식품은 피한다.

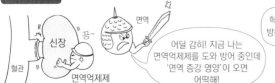 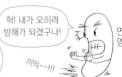

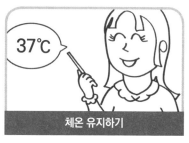

체온 유지하기

체온 유지는 건강식품 흡수에 매우 중요하다.

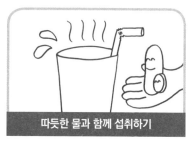

따듯한 물과 함께 섭취하기

건강식품은 항상 따듯한 물과 함께 섭취한다.

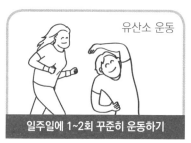

일주일에 1~2회 꾸준히 운동하기

일주일에 2회 정도 꾸준히 운동을 한다.

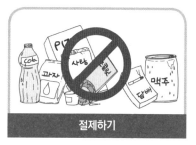

절제하기

건강에 해로운 음식을 피한다.

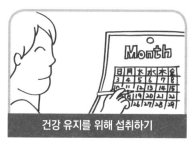

건강 유지를 위해 섭취하기

건강식품은 건강을 유지하기 위해 섭취한다.

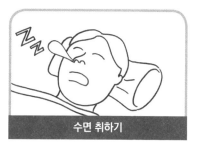

수면 취하기

적절한 수면은 건강식품 흡수를 돕는다.

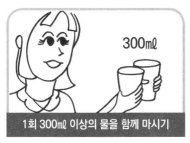

1회 300㎖ 이상의 물을 함께 마시기

한 번에 300㎖ 이상의 충분한 물을 마신다.

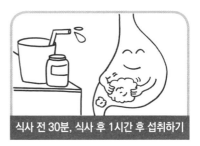

식사 전 30분, 식사 후 1시간 후 섭취하기

위에서 음식이 소화되는 시간을 피해서 섭취한다.

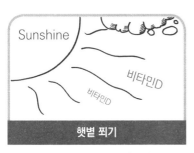

햇볕 쬐기

하루에 30분 정도 햇볕을 쬔다.

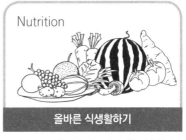

올바른 식생활하기

건강식품과 함께 올바른 영양식을 섭취한다.

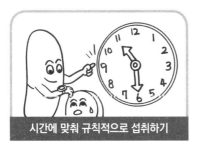

시간에 맞춰 규칙적으로 섭취하기

제시간에 섭취하는 것이 효율적이다.

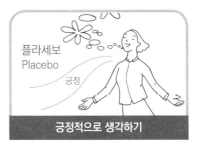

긍정적으로 생각하기

긍정은 영양을 올바른 길로 인도하는 기도다.

제3장

호전반응의
핵심 내용

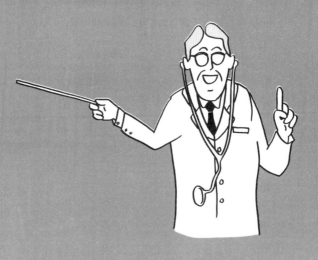

현대의학이 호전반응에 미온적인 태도를 보이는 이유는 효능과 부작용에 대한 과학적 자료가 부족하기 때문이다. 다행히 전문가들은 앞으로 제조 기술이 발달하면서 건강식품이 의학의 한 부분을 차지하게 될 거라고 예견한다.

현재 의사들은 환자의 몸에 나타나는 변화가 호전반응인지 부작용인지 정확히 판단하는 데 애를 먹는다. 그와 관련해 몇 가지 증상을 살펴보면서 호전반응과 부작용의 차이를 알아보자.

(1) 저체온

몸이 저체온으로 차갑거나 습하면 아무리 좋은 것을 먹어도 불연소로 인해 흡수율이 떨어진다. 영양소 흡수율이 떨어질 경우 몸이 무거워지고 통증이 유발될 수 있다. 또한 저체온 상태에서는 **젖산(Lactic acid)**이 많이 생성되고 이것은 **몸을 산성화한다.** 이 경우 혈액이 더러워지면서 여러 가지 질환이 발생하는데 이는 호전반응이 아니다. 식품을 섭취할 때 간과 몸을 따듯하게 해주면 흡수와 호전반응에 좋다.

(2) 수분 부족

건강식품을 선호하는 연령대는 보통 40대 이후로, 그 나이대에 이르면 **몸의 수분은 약 70퍼센트 미만을 차지한다.** 수분은 인체 내에서 세정하는 역할을 맡고 신진대사와 영양의 흡수를 돕기 때문에 충분히 섭취하는 것이 좋다. 이는 건강식품을 섭취할 때도 마찬가지다. 특히 젊은 시절이나 평소에 수분을 충분히 섭취하지 않은 사람은 식품 흡수율이 현저하게 떨어진다. 수분이 부족한 상태에서 건강식품을 지나치게 섭취할 경우 신장에 무리가 갈 수 있다.

(3) 염분 부족

혈액 중의 염분은 0.9퍼센트의 농도여야 혈관의 탄성을 유지할 수 있다. 또한 **염분은 체온 유지에 필수적이다.** 이러한 염분의 비율이 깨지면 문제가 발생하는데 너무 짠 음식은 세포와 혈관의 염분 비율을 깨뜨려 삼투압을 어렵게 만든다. 다시 말해 혈관의 염분(나트륨) 비율이 너무 높을 경우 영양 흡수가 잘 되지 않는 역삼투압이 일어난다. 반면 염분 비율이 잘 맞으면 식품 흡수가 매우 좋고 호전반응이 심하게 발생하지 않는다.

저체온

저체온은 효소 분비에 장애를 일으키고 영양의 불연소로 흡수를 어렵게 만든다.

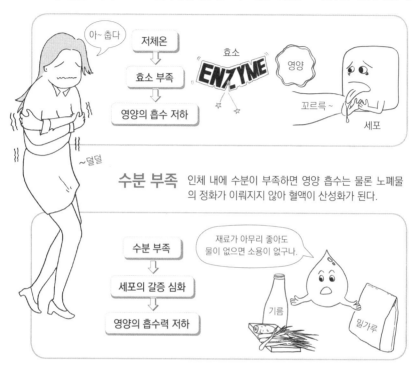

수분 부족

인체 내에 수분이 부족하면 영양 흡수는 물론 노폐물의 정화가 이뤄지지 않아 혈액이 산성화가 된다.

염분 부족

인체 내에서 염분의 균형이 깨지면 영양의 흡수가 제대로 이뤄지지 않는 역삼투압이 일어난다.

염분은 체온 유지에 필수적이며 삼투압을 통해 영양의 흡수를 돕는다.

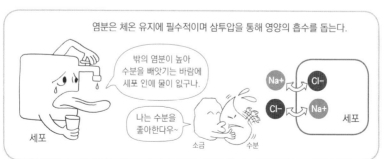

(4) 수면 부족

우리는 하루 24시간 중에서 3분의 1은 휴식을 취해야 한다. 그것은 잠을 의미하기도 하는데 숙면은 모든 장기의 재생과 함께 활동성을 보장해준다. 평소에 잠이 부족하거나 불면증이 있을 경우 영양의 흡수율은 크게 떨어진다. 잠은 인생의 30퍼센트를 낭비하는 시간이 아니라, 오히려 인생의 70퍼센트를 알차게 쓰기 위해 재충전을 하는 시간이다.

(5) 스트레스

스트레스는 모든 질병의 원인 중 하나로, 심할 경우 소화불량을 일으킨다. 스트레스를 받으면 뇌에 있는 **미주신경**(Vagus nerve, 연수[Medulla oblongata]에 있는 열 번째 신경으로 심장혈관과 소화에 직접적인 영향을 끼친다)이 **위산 분비를 촉진해 위산과 펩신 과다 상태**가 된다. 이때 소화에 어려움을 겪는 것은 물론 위벽이 손상돼 궤양으로 발전하면서 속쓰림과 소화장애가 일어난다.

스트레스는 입맛을 잃게 만들고 영양의 흡수를 막기 때문에 부작용으로 전환될 수 있다. 식품이 위에 오래 머물면 발효가 이뤄지는데 특히 단백질은 가스를 만들어내 더부룩한 느낌과 트림을 유발한다. 음식을 섭취할 때 가장 중요한 것은 심신의 안정과 함께 음식이 나에게 유익함을 줄 거라는 건강한 정신 상태를 유지하는 일이다. 그러면 흡수가 더욱 용이해져 건강에 도움을 준다.

(6) 운동 부족

건강식품을 섭취하되 운동을 하지 않으면 적은 양만 에너지로 전환된다. 현재 우리 사회에 만연하고 있는 질병은 모두 '식원성증후군'인 성인병으로, 그 끝자락에는 암이 자리하고 있다. 성인병에서는 영양 섭취도 중요하지만 그에 못지않게 배설의 양도 중요하다. 덜 배설할 경우 그것이 몸에 악영향을 미치기 때문이다.

운동을 하면 에너지를 사용하게 되므로 배설을 돕는다. 반대로 가만히 앉아서 건강식품을 섭취하면 흡수율이 떨어진다. 필요 이상의 영양 섭취도 문제지만 흡수되지 않고 남아 있는 영양도 인체에 해롭다. 가령 칼슘 식품을 섭취하고 가만히 있거나 운동을 하지 않으면 심장, 연골, 치질 혈전, 간경화 등의 질환에 불을 지피는 결과를 초래할 수 있다. 그런 이유로 디톡스(Detox, 독을 제거하다)와 다이어트 프로그램에는 가벼운 산책이나 운동이 필수적으로 포함돼 있다.

수면 부족

수면 부족은 신체의 리듬을 깨뜨리고 세포의 신진대사를 어렵게 만들어 영양의 흡수를 방해한다.

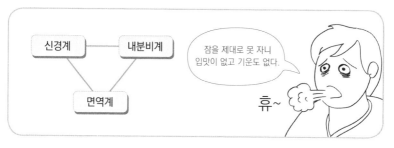

스트레스

스트레스는 몸의 긴장을 유발하고 혈관을 수축시킨다.
이 경우 위산 과다 분비가 촉진되는데 이는 영양의 흡수를 방해한다.

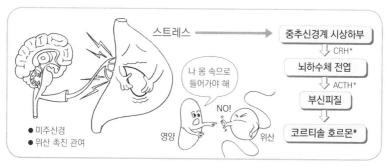

운동 부족

운동이 부족하면 미토콘드리아의 열에너지도 부족해지고 이는 영양의 활용도를 떨어뜨린다.

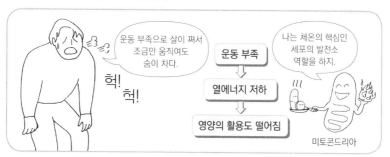

* **CRH**(Corticotropin-releasing hormone, 부신피질 자극 호르몬 분비 촉진 호르몬) – ACTH 분비 촉진 호르몬
* **ACTH**(adrenocorticotropic hormone, 부신피질 자극 호르몬) – 코르티솔 호르몬 촉진 호르몬
* **코르티솔 호르몬**(Cortisol hormone) – 다양한 스트레스에 반응해 에너지를 공급하는 호르몬

건강식품을 섭취하고 나서 심한 호전반응을 겪는 것은 그리 드물지 않은 일이다. 예를 들면 직장인이 심한 몸살로 3~5일간 꼼짝 못하고 누워 있는 경우도 있다. 그처럼 심한 호전반응을 겪는 것과 달리 환부가 통증도 없이 사라지는 행운을 누리는 사례도 많이 있다.

같은 건강식품을 먹었음에도 누구는 반응이 미약하거나 아무런 반응도 없는데, 또 누구는 심하게 호전반응이 나타나는 이유는 무엇일까? **그 해답의 열쇠는 저체온이 쥐고 있다.** 몸살, 감기, 오한(몸이 오슬오슬 춥고 떨리는 증상)은 저체온으로 심하게 호전반응이 일어나는 몇 가지 증상 중 일부다. 그리고 그러한 증상은 몸의 체온을 올려주려는 항상성의 일종이다.

인체는 떨어진 체온을 올리기 위해 열을 가동하는데 이때 필요한 것이 영양이다. 체내에 좋은 영양이 들어오면 몸은 그것을 세포에 사용하기 위해 재빨리 제조에 들어간다. 그 일은 미토콘드리아에서 이뤄진다. **미토콘드리아가 영양을 제련하듯 태우면서 용광로처럼 달궈지면 인체 전체가 불덩이가 되고 열이 발생한다.** 이를 두고 몸살이 났다고 하는 것이다. 이때 몸은 오한을 느끼면서 덜덜 떨게 되는데, 이는 체온을 올리는 일에 몸도 거들라는 의미다. 그런 상황에서 만약 몸을 차갑게 하거나 인체의 요구에 역행하는 행동을 하면 체온이 상승하는 데 더 오랜 시간이 걸리고 몸은 힘들어진다. 몸살이 나면 가급적 따뜻한 곳에서 땀이 흠뻑 나도록 몸을 데우는 것이 바람직하다. 그렇게 하루를 보내고 나면 몸이 가뿐해지면서 상쾌함까지 느껴진다.

 왜 그럴까? 몸에 열이 나면 체내에 **대식세포(과립구)**가 증가하고, 이 세포는 몸에 쌓인 노폐물과 이물질을 말끔히 청소한다. 이후 체온은 정상으로 돌아오고 건강식품을 섭취할 경우 더 이상 몸살이 발생하지 않는다.

만일 열이 발생하지 않고 환부가 치유되었다면 그것은 혈행이 원활하게 이뤄졌다는 것을 의미한다. 열을 올리는 건강식품은 보통 곡류나 뿌리채소를 원료로 사용하고, 혈행을 돕는 것은 열매와 잎채소를 원료로 사용한다. 혈행이 잘 이뤄지면 부족한 영양이 채워지면서 염증이나 경화된 것이 풀어진다. 모든 질병은 꼭 필요한 영양이 결핍되면서 발생하기 때문이다.

저체온은 영양의 흡수와 신진대사를 방해한다!

/평균

일일대사량	일일기초대사량	체온 유지 사용량 70%
남자: 2,400kcal	남자: 1,400kcal	남자: 980kcal
여자: 2,200kcal	여자: 1,200kcal	여자: 840kcal

* **칼로리**: 열량의 단위로 물 1그램을 14.5℃에서 15.5℃까지 1℃ 올리는 데 필요한 열량을
말하며 통상 kcal를 같이 사용한다.

* **칼로리 계산법 =** ① 기초대사량: 몸무게(kg) × 24시간 × 0.9kcal
② 하루대사량: 기초대사량 × 1.45 = 1,284kcal

70%

전체 대사량 중 체온 유지에 **70%**를 사용하는 이유

① 원활한 혈행　② 호르몬 생성　③ 효소 분비
④ 면역력 증강　⑤ 세포 재생　⑥ 장기 건강 등

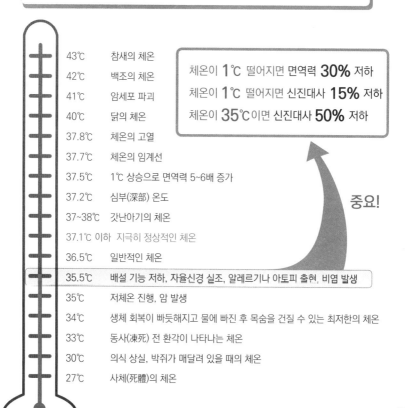

43℃	참새의 체온
42℃	백조의 체온
41℃	암세포 파괴
40℃	닭의 체온
37.8℃	체온의 고열
37.7℃	체온의 임계선
37.5℃	1℃ 상승으로 면역력 5~6배 증가
37.2℃	심부(深部) 온도
37~38℃	갓난아기의 체온
37.1℃ 이하	지극히 정상적인 체온
36.5℃	일반적인 체온
35.5℃	배설 기능 저하, 자율신경 실조, 알레르기나 아토피 출현, 비염 발생
35℃	저체온 진행, 암 발생
34℃	생체 회복이 빠듯해지고 물에 빠진 후 목숨을 건질 수 있는 최저한의 체온
33℃	동사(凍死) 전 환각이 나타나는 체온
30℃	의식 상실, 박쥐가 매달려 있을 때의 체온
27℃	사체(死體)의 체온

체온이 **1℃** 떨어지면 면역력 **30%** 저하
체온이 **1℃** 떨어지면 신진대사 **15%** 저하
체온이 **35℃**이면 신진대사 **50%** 저하

중요!

47

인체가 필요로 하는 모든 영양을 충족시킬 수는 없다. 만약 인체에 필요한 모든 영양소를 섭취하고 그것이 100퍼센트 연소된다면 인간은 질병 없이 죽지도 않고 영원히 살 것이다. 다행인지 불행인지 모든 생명체에는 죽음이 있고 이는 영양 결핍과 완전치 못한 배설 기능 때문이다. 아무리 영양식을 잘 섭취해도 인체가 필요로 하는 영양을 100퍼센트 충족시킬 수는 없으며, 우리가 알지 못하는 사이에 어느 부분에서는 영양이 결핍된다. 꼭 필요한 영양이 절대적으로 부족한 탓에 발생하는 것이 바로 질병이다.

현대인의 생명을 가장 크게 위협하는 암 역시 영양 결핍으로 발생한다. **암환자는 대개 영양이 흡수되지 않아 죽음을 맞이한다.** 의사가 시한부 환자에게 집에서 맛있는 것을 먹으며 편히 지내라고 하는 것은 현대의학의 기술로 더 이상 치료가 불가능해 포기했음을 에둘러 표현한 것이다. 만일 그 환자가 집에 돌아가 암세포가 필요로 하는 영양을 섭취하고 세포가 그것을 받아들인다면 그는 기적처럼 암에서 회복될 수 있다. 실제로 가끔은 이런 일이 일어나는데 의사들은 이를 두고 기적이라고 말한다.
　하지만 건강기능식품의 관점에서 이것은 기적이 아니라 현실적으로 가능한 일이다. 암세포가 필요로 하는 영양을 공급할 수 있기 때문이다.

호전반응은 어떤 경우에든 나타난다. 그것이 경미하게 나타나 느끼지 못할 수도 있지만 심하게 나타나는 경우도 있다. 어떤 이들은 그것이 호전반응인지 모른 채 그냥 지나가기도 한다. 어쨌든 병원에서 대장 수술을 한 환자의 호전 상태를 방귀로 파악하듯 건강기능식품도 섭취 후에 여러 형태의 호전반응을 동반한다.

호전반응이 크게 나타나야 좋은 것은 아니다. 또한 그것이 경미하게 나타난다고 해서 아쉬워할 필요도 없다. 그저 사람이나 질환의 상태, 기간, 범위 등에 따라 다르게 나타날 뿐이다. 오히려 호전반응이 경미하게 나타나고 몸 상태가 좋아진다면 더 건강한 체질이라는 의미이므로 기뻐해야 한다. 특히 평소에 건강을 위해 건강식품을 꾸준히 섭취할 경우 호전반응이 잘 느껴지지 않는 경우가 많다.

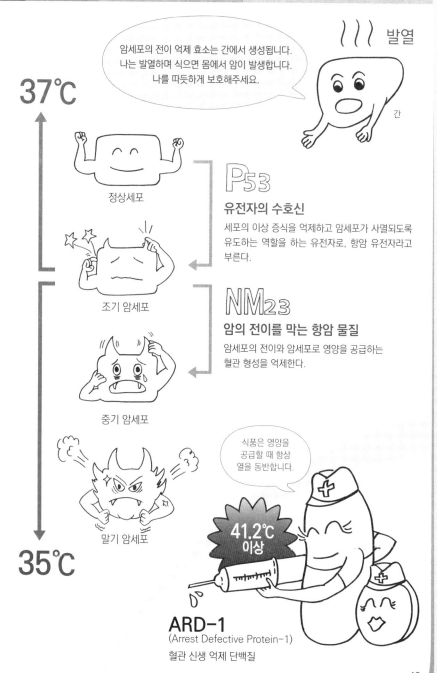

호전반응은 식품의 원료 성분과 효능, 제조 방법 및 과정, 제품 유형 그리고 사람의 체질별 흡수율에 따라 그 발생 시기가 다르다. 예를 들어 만성질환자의 경우 호전반응이 심하게 나타나며 치유 시간도 길다. 빠르면 10분 이내에 호전반응을 체험하는 사람도 있고, 1년 정도의 긴 시간을 필요로 하는 사람도 있다. 모든 호전반응 사례를 일일이 열거하기엔 한계가 있으므로 여기에서는 크게 4부류 즉, 급성질환자, 만성질환자, 경환자, 중증환자로 나눠 설명하고자 한다.

급성질환자는 질병이 발생한 지 사흘 이내인 경우를 말한다. 설령 눈의 충혈, 감기, 몸살, 두통, 속쓰림, 피부 가려움증 등이 큰 질병과 함께 발생하더라도 현재 나타나는 현상을 가리킨다. 가벼운 증상은 대략 일주일 이내에 호전반응 없이 가라앉는다.

만성질환자는 6개월에서 수년 이상 질환을 앓는 경우이며 대표적인 예로 성인병이 있다. 가벼운 호전반응은 일주일 내에 나타나며 2~4개월간 몇 차례 반복적인 호전반응을 보이면서 질병이 호전된다.

경환자는 만성질환자 중에서 질환의 정도가 심하지 않은 경우를 말한다. 이 경우 2, 3일부터 호전반응이 나타나며 3~6개월간 몇 차례 반복적인 호전반응을 동반하면서 질병이 호전된다.

중증환자는 중풍, 치매, 류머티스, 디스크, 퇴행성 관절염, 250mg/dl 이상의 당뇨, 180mmHg 이상의 고혈압, 50mmHg 이하의 저혈압, 10차례 이상 항암제를 투여받은 암환자나 암환자로 판명받은 사람 등이다. 따라서 이들은 호전반응에 좀 더 조심하고 주의할 필요가 있다. 중증환자는 건강식품을 섭취하고 나서 빠르면 일주일부터 호전반응이 나타나며 보통 6개월에서 1년의 기간이 걸린다.

우리가 음식을 먹는다는 것은 곧 영양을 섭취한다는 것을 의미한다. 영양은 모든 장기에 있는 세포가 원하는 필요 물질이다. 만약 영양이 부족하거나 한쪽으로 치우친 식습관으로 영양이 불균형을 이루면 생리활성 문제가 발생해 질병 상태에 이르게 된다. 그러면 반대로 생각해보자. 우리가 알고 있는 대표적인 질병이 모두 '생활습관병'이라 불리는 식원성증후군이라면, 영양의 균형을 갖출 경우 질병을 치료하고 몸을 원래 상태로 회복시킬 수 있을까? 물론이다. 건강식품이 중요한 이유가 바로 여기에 있다.

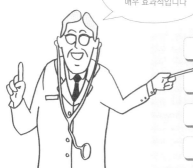

건강식품을 다음의
4단계에 맞춰 섭취하면
매우 효과적입니다

디톡스	먼저 몸을 해독한다.
다이어트	영양을 공급해서 몸의 균형을 맞춘다.
건강 증진	필요한 영양으로 몸의 기능을 돕게 한다.
질환 호전	특정 질환을 치유해 정상으로 회복한다

급성질환자
Acute disease

● 정의: 급격히 발증하거나 1~3일 이내에 발생한 단기간의 질병 상태
● 해당 질병: 감기, 몸살, 급성기관지염, 급성충수염, 심근경색, 뇌출혈,
수막염, 맹장염 등
● 호전 정도: 일주일 이내에 호전반응 없이 가라앉음

만성질환자
Chronic disease

● 정의: 6개월 혹은 1년 이상 계속되는 질환으로 증세가 완만하게 나타나
장기간 지속되는 상태
● 해당 질병: 신부전, 혈압, 당뇨, 갑상선질환, 전립선 비대, 기관지천식,
아토피나 알레르기질환, 축농증, 비염, 신경통 등
● 호전 정도: 일주일 이내에 호전반응이 나타나며 2~4개월간 몇 차례
반복적인 반응을 보이면서 호전됨

경환자
Mild case

● 정의: 질병이나 다친 정도가 그리 심하지 않은 환자
● 해당 질병: 불면증, 생리증후군, 고혈압, 저혈압, 간염, 관절염, 치질,
만성질환자로 그 경도가 약한 상태 등
● 호전 정도: 2~3일 후부터 호전반응이 나타나며 3~6개월간 몇 차례
반복적인 호전반응을 동반하면서 호전됨

중증환자
Serious case

● 정의: 질병이나 다친 정도가 매우 심한 환자로 생명에 영향을 미칠 수 있는 상태
● 해당 질병: 암, 뇌혈관질환, 심장질환, 희귀난치성질환 등
● 호전 정도: 일주일 후부터 호전반응이 나타나며 6개월에서 1년의 기간이 필요함

어린 시절을 시골에서 보낸 중년층은 아마도 잡곡이나 현미밥에 밭에서 직접 키운 야채를 반찬으로 먹으며 자랐을 것이다. 나 역시 그런 시절을 보냈는데 간식도 주로 밭에서 나는 과일과 야채였다. 더운 여름에는 수박, 참외, 토마토, 오이 등으로 배를 채웠고 가을에는 무, 볶은 콩, 구운 고구마 혹은 감자로 시장기를 달랬다. 그런 토종 식습관에 길들여져서 그런지 지금까지도 내 건강에는 별다른 이상이 없다.

그러나 급격한 환경 변화로 예전의 영양을 함유한 과일이나 야채가 드물다는 것을 알기에 지금은 매달 건강식품을 챙겨 먹는다. 내 수입의 일부를 정기적으로 건강식품에 투자하는 것이다. 나를 위해 힘써주는 내 몸에 투자를 하는 것은 당연한 일이 아닌가. 내 몸은 스스로 귀하게 여기고 챙겨야지 누군가가 챙겨주기를 바라서는 안 된다.

나는 지금까지 새로운 건강식품이나 특별한 기능을 갖춘 식품을 먹어도 별다른 호전반응을 느껴본 적이 없다. 단 한 번도 호전반응을 체험하지 못했다. 물론 호전반응이 없거나 변화를 느끼지 못했다고 해서 제품의 효능을 의심해본 적이 없다. 건강식품을 꾸준히 섭취하면서 활기차게 생활하고 에너지 넘치는 일상을 체험하는 것만으로도 충분하지 않은가.

내 주위에는 나처럼 건강식품을 섭취하면서 아무런 호전반응도 느끼지 못하는 사람이 꽤 많다. 그것은 그만큼 건강하다는 의미이므로 건강식품을 의심하기보다 건강함에 감사해야 한다. 만약 스스로 건강하지 않다고 생각하는 부위에 호전반응이 없다면 시간을 두고 더 지켜봐야 한다. 단언하건대 건강식품에 함유된 영양은 분명 인체 내에서 긍정적인 작용을 한다. 우리가 느끼지 못하는 이유는 그 작용이 미미하거나 세포가 영양을 받아들이기 위해 준비하는 중이기 때문이다. 더러는 호전반응이 나타났음을 깨닫기도 전에 슬며시 사라지거나 질병이 치유되기도 한다.

건강식품은 질병의 치료 및 치유를 목적으로 섭취하는 것이 아니다. 혹시 발생할지도 모를 질병으로부터 내 몸을 보호하거나 관리하기 위해 섭취하는 것이다. 호전반응이 없거나 느끼지 못한다면 그건 그만큼 내 몸이 건강하다는 증거다.

건강체에는 호전반응이 약하거나 아예 나타나지 않는다!

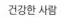 건강한 사람

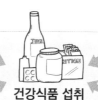 건강식품 섭취

호전반응이 미미하거나 없음

건강하지 않은 사람

호전반응이 심하거나 반복적

인체의 구성 원소

산소(O), 탄소(C), 수소(H),
질소(N), 인(P), 칼륨(K),
염소(Cl), 나트륨(Na),
마그네슘(Mg), 황(S),
칼슘(Ca), 철(Fe), 요오드(I) 등

자연

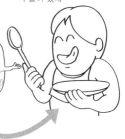 내가 좋아하는 영양소가 다 들어 있네~

자연은 생명체가 필요로 하는 모든 것을 공급해준다. 세포의 생리 활성에는 영양이 필요하므로 우리는 영양원을 공급해줘야 한다. 건강식품은 부족한 영양을 보충해주는 역할을 한다. 화학적 영양이 아닌 자연의 영양 그대로를 공급하는 것이 건강의 척도다.

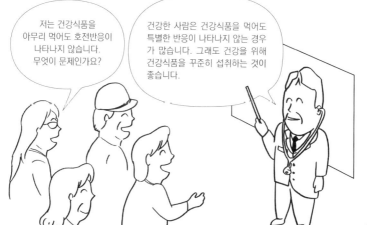

저는 건강식품을 아무리 먹어도 호전반응이 나타나지 않습니다. 무엇이 문제인가요?

건강한 사람은 건강식품을 먹어도 특별한 반응이 나타나지 않는 경우가 많습니다. 그래도 건강을 위해 건강식품을 꾸준히 섭취하는 것이 좋습니다.

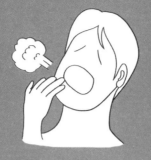

제4장

건강식품 섭취 시
나타나는 호전반응

몸살이 나거나 통증을 유발한다

몸이 뜨거워 지고 땀이 난다

졸음이 오고 나른하다

몸이 붓거나 부종이 생긴다

변비나 설사, 혈변이 생긴다

잦은 방귀가 나온다

소변에서 거품이 나오고 색깔이 이상하다

손가락과 발가락이 저리고 가렵다

눈이 충혈되고 눈곱이 생긴다

피부가 발진하거나 두드러기가 생긴다

몸에서 심한 냄새가 난다

목이 쉬거나 부위가 벌겋게 올라오고 가렵다

구토 증상이 생긴다

심장이 두근거린다.

기침이나 가래가 나온다

잠이 안온다

갈증이 생긴다

당뇨, 혈압, 간, 콜레스테롤 등의 수치가 올라간다

몸살과 통증은 가장 많이 발생하는 호전반응 현상으로 보통 몸이 저체온인 사람들에게 나타난다. 저체온 상태에서는 영양의 흡수가 일반인보다 어렵기 때문에 효소반응도 더디다. 이 경우 연소율이 낮아 독소와 찌꺼기들이 늘어나고 결국 몸이 산성화한다. 건강식품을 섭취했을 때 몸살을 동반한 통증이 가장 빈번하게 발생하는 유형이 이런 사람들이다.

이 경우에 나타나는 몸살은 건강식품으로 인한 부작용이 아니라, 몸 안의 노폐물을 청소하려는 인체의 자연스러운 회복 현상이다. 한마디로 몸살은 인체에 가장 좋은 천연 강장제다. 몸살로 몸의 체온을 올리려는 항상성 작용이기 때문이다.

한바탕 **몸살**을 앓고 나면 몸이 더 가뿐하고 건강해진다. **체온 상승으로 증식한 백혈구가 몸속의 노폐물과 독소를 제거한 덕분이다.** 백혈구 증식에 가장 좋은 방법은 체온 상승이다. 체온이 1℃ 상승하면 백혈구는 5~6배 증가한다. 그러나 체온 1℃ 상승으로는 몸속의 독소를 모두 처리할 수 없다. 몸속의 모든 독소를 처리하려면 체온을 더 끌어올려야 하기 때문에 인체는 체온을 40℃까지 올리는 작업을 한다.

이때 몸살이 나고 통증이 느껴진다. **통증은 백혈구들이 청소나 식균 활동을 하는 과정에서 발생한다.** 통증과 함께 염증이 발생하기도 하지만 시간이 지나면 백혈구들이 염증까지 모조리 청소하므로 걱정할 필요는 없다.

몸살이나 통증이 발생할 때 반드시 따라오는 것이 **오한**이다. 몸 안에서는 열이 발생하지만 반대로 몸 밖에서는 심한 추위를 느끼는데, 이는 내부에서 열을 올리는 작업을 하고 있으니 **외부에서도 몸을 따뜻하게 보호해달라는 신호다.** 이런 상황에서는 휴식을 취하면서 몸을 따뜻하게 온기로 보호해야 한다. 만약 반대로 몸을 차갑게 하면 내부의 열이 오르다가 멈추고 만다. 이 경우 백혈구가 몸 안의 모든 찌꺼기를 청소하지 못해 체내에 독소가 남게 된다. 그러므로 몸살이 날 때는 반드시 몸을 따뜻하게 보호해야 한다.

이 모든 과정이 지나고 나면 면역이 더 강해지고 몸이 건강해지므로 몸의 변화를 기쁜 마음으로 받아들이는 것이 좋다.

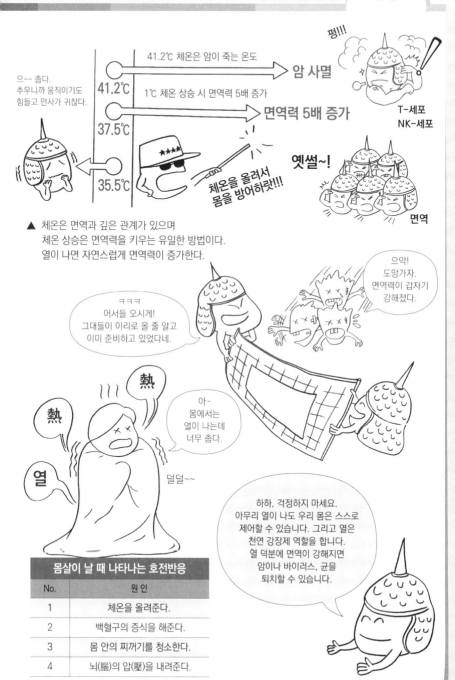

41.2℃ 체온은 암이 죽는 온도 → 암 사멸

1℃ 체온 상승 시 면역력 5배 증가 → 면역력 5배 증가

41.2℃

37.5℃

35.5℃

으~~ 춥다.
추우니까 움직이기도
힘들고 만사가 귀찮다.

체온을 올려서
몸을 방어하랏!!!

펑!!!

T-세포
NK-세포

옛썰~!

면역

▲ 체온은 면역과 깊은 관계가 있으며
체온 상승은 면역력을 키우는 유일한 방법이다.
열이 나면 자연스럽게 면역력이 증가한다.

으악!
도망가자.
면역력이 갑자기
강해졌다.

ㅋㅋㅋ
어서들 오시게!
그대들이 이리로 올 줄 알고
이미 준비하고 있었다네.

아~
몸에서는
열이 나는데
너무 춥다.

熱 熱 열

덜덜~~

하하, 걱정하지 마세요.
아무리 열이 나도 우리 몸은 스스로
제어할 수 있습니다. 그리고 열은
천연 강장제 역할을 합니다.
열 덕분에 면역이 강해지면
암이나 바이러스, 균을
퇴치할 수 있습니다.

No.	몸살이 날 때 나타나는 호전반응 원인
1	체온을 올려준다.
2	백혈구의 증식을 해준다.
3	몸 안의 찌꺼기를 청소한다.
4	뇌(腦)의 압(壓)을 내려준다.

인간은 본래 37.5℃의 체온 상태로 세상에 태어난다. 이것이 '생명의 온도'로 건강한 아기는 이 체온을 유지한다. 하지만 성인 남녀는 20대 초반에 모든 성장이 멈추고 신진대사가 저하되기 시작하며 이때 체온도 서서히 떨어진다. 이는 자연적인 현상으로 어느 누구도 거스를 수 없는 법칙이다. 안타깝게도 체온이 떨어지는 시기부터 몸에 질병이 생기기 시작한다. 그만큼 질병은 체온과 밀접한 관계가 있다.

몸이 뜨거워지고 땀이 나는 것은 건강식품의 영양이 흡수돼 에너지가 생성되고 있음을 의미하는 호전반응 현상이다. 우리가 영양분을 섭취해 인체가 에너지를 만들면 그 과정에서 열이 발생한다. 반대로 영양이 결핍되면 에너지 생성이 어렵고 열이 발생하지 않아 몸이 차가워진다. 열이 난다는 것은 그만큼 영양의 흡수가 잘 이뤄지고 있음을 보여주는 증거다.

열이 발생하면 몸은 여러 형태로 그 열을 발산하려 한다. 열이 몸 안에 계속 머물면 오히려 부작용이 발생하기 때문이다. 특히 두뇌에 열이 오를 경우 뇌세포가 고열 상태에 놓이면서 혼수(昏睡)가 온다. 이때 서둘러 열을 내리는 조치를 취하지 않으면 눈동자가 열을 이기지 못해 뒤집어지고 경기를 일으킨다.

하지만 인체에는 열을 잘 조절하는 기관인 피부가 있으므로 그리 걱정하지 않아도 된다. 피부는 수분 조절에 가장 탁월한 기관이다. 피부의 진피에는 200만 개 이상의 땀샘이 존재하는데, 이것은 독소를 배출하고 열을 조절하는 역할을 한다. 인체에 열이 많으면 모든 땀샘이 열리지만 열이 줄어들면 땀샘은 서서히 닫힌다.

땀이 날 때는 냄새를 동반하는 경우도 있다. 이는 독소의 종류에 따라 각각 다르다. 냄새가 난다고 해서 찬물로 몸을 씻으면 안 된다. 찬물이 모든 땀샘을 닫아버릴 수 있기 때문이다. 땀샘이 독소를 배출하려고 하는데 찬물을 끼얹어 닫아버리면 어떻게 되겠는가. 냄새를 견딜 수 없다면 미지근하거나 따뜻한 물로 가볍게 샤워를 하는 것이 좋다.

　몸에서 열이 나는 현상은 2, 3일 정도 지속된다. 시간이 흐르면 체온은 정상으로 회복되고 땀에서도 냄새가 나지 않는다.

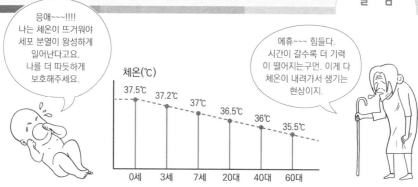

▲ 건강식품을 섭취한 뒤 몸이 뜨거워지는 것은 인체가 영양을 흡수해 세포를 재생하고 있음을 의미한다. 세포 재생은 체온이 따뜻할 때 왕성하게 이뤄진다. 신생아의 세포 수는 약 3조 개다. 세포 수는 20대까지 계속 증가해 60~100조 개에 이른다. 이는 체온이 따뜻하기 때문이다. 노인의 경우 세포 수는 약 45조 개이며 체온은 35.5℃ 정도다. 노인은 체온이 낮고 그만큼 세포 재생이 늦다.

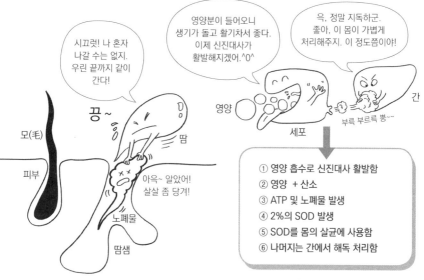

① 영양 흡수로 신진대사 활발함
② 영양 ＋ 산소
③ ATP 및 노폐물 발생
④ 2%의 SOD 발생
⑤ SOD를 몸의 살균에 사용함
⑥ 나머지는 간에서 해독 처리함

세포에서 만들어진 탄산가스와 노폐물의 일반적 배설 방법

No.	기관	방법
1	폐	호흡
2	신장	오줌
3	피부	발한

세포 호흡은 물질 대사 과정 중 하나로 생명체가 유기화합물을 분해해 에너지를 얻는 과정을 뜻한다. 이때 세포는 산소를 소비하고 이산화탄소인 탄산가스를 생성하는데, 이것은 여러 기관을 통해 몸 밖으로 배출된다.

건강식품을 섭취한 뒤 졸림, 나른함, 권태감을 느끼는 것은 몸에서 세포를 재생할 때 나타나는 호전반응이다. 잠은 인체를 위한 가장 좋은 보약이다. 우리가 눈을 뜨고 있을 때 인체의 모든 장기는 숨을 쉬고 활동을 하는데 이는 곧 신진대사를 의미한다. 신진대사가 이뤄지면 흡수, 소화, 배설의 3박자가 하모니처럼 움직인다. 이때 세포에서 노폐물이 발생하고 그 노폐물은 여러 장기를 거치면서 해독된 뒤 몸 밖으로 배출된다.

이 모든 일은 우리가 깨어 있을 때만 이뤄진다. 우리가 잠들면 하루 종일 작업을 하느라 지친 세포들도 휴식을 취한다. 이때 면역은 반대로 잠에서 깨어나 세포에서 발생한 노폐물과 찌꺼기들을 청소한다. 이것은 흡사 우리가 낮에 버린 쓰레기들을 환경미화원들이 새벽에 말끔히 청소하는 것과 같다.
  우리가 잠들어 있는 동안 면역은 망가진 부분을 수리하며, 몸이 잠에서 깨어나기 전에 모든 일을 마무리하려고 바쁘게 움직인다. 그리고 날이 밝으면 세포는 호르몬, 효소, 연동(聯動)을 위해 준비 작업을 한다.

건강식품을 섭취하고 나서 졸리고 나른해지는 현상은 영양 공급으로 세포의 신진대사가 활발하게 작용하고 있다는 증거다. 새롭게 영양을 공급할 경우 기존에 쌓여 있던 노폐물이 말끔히 제거된다. 이는 새로운 것이 공급되면 낡은 것이 밀려나는 것과 같은 이치다. 이때 몸 안의 피로 물질도 함께 제거되는데 이 작용에서 반드시 필요한 것이 잠이다. 사람이 피곤할 경우 하품과 함께 졸음이 쏟아지는 이유가 여기에 있다. 어쨌든 세포를 재생하려면 영양 공급이 필수적이다. 영양이 부족할 경우 세포는 빠르게 재생되지 않는다.

졸리고 나른한 것은 아주 좋은 호전반응이다. 몸이 원하는 때 수면을 취하면 면역이 왕성해지면서 피가 맑아지고 눈이 깨끗해진다. 이것은 피곤한 간이 회복됐음을 의미한다. 그러므로 졸음이 쏟아질 때는 최대한 편안한 자세로 잠을 자야 한다. 잠을 이루기 전에 따뜻한 물로 샤워를 하거나 반신욕을 하면 더욱 좋다. 신진대사에 도움을 주기 때문이다.
  충분한 양의 물을 마시는 것도 세포 재생에 꼭 필요한 일이다. 그러나 물은 잠을 청하기 최소 30분 전에 마셔야 한다.

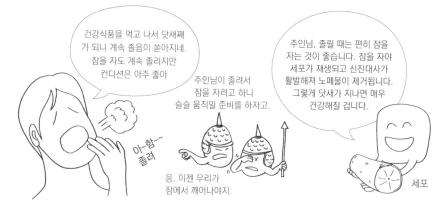

▲ 면역은 밤에 가장 활발하게 움직인다. 그래서 인체는 밤이 되면 졸음을 일으켜 잠을 자게 한다. 이때 면역은 활동을 재개해 인체의 병균과 싸운다. 우리가 밤에 더 아프고 통증을 느끼는 이유가 여기에 있다. 잠을 충분히 자면 몸이 한결 가벼워지고 정신이 맑아진다.

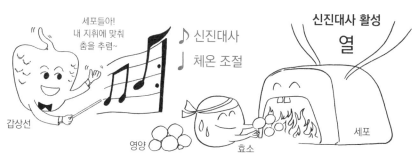

▲ 갑상선은 신체의 대사와 체온을 조절하는 중요한 일을 한다. 영양은 효소의 작용으로 세포에서 ATP와 함께 열을 만든다. 몸에서 열이 나면 졸음이 쏟아지고 우리는 잠에 빠져드는데 이때 세포 재생이 이뤄진다.

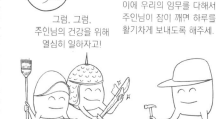
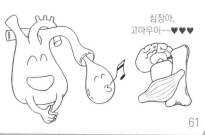

뇌의 아랫부분에 자리 잡고 있는 **뇌하수체**는 신장의 기능을 관리 및 감시한다. 특히 항이뇨 호르몬인 **바소프레신(Vasopressin)**을 통해 신장의 수분을 재흡수함으로써 소변으로 배출되는 것을 억제한다. 수분이 재흡수되면 혈관이 수축하면서 혈압이 상승한다.

인체에서 물은 굉장히 중요한 부분을 차지한다. 물의 흐름으로 인체의 건강을 좌우할 수 있을 정도다. **세포 재생과 영양의 흡수 및 배설도 모두 수분의 양이 좌우한다.** 그런데 생체 조절 기능이 약할 경우에는 수분 흡수가 어려워지고 결국 몸은 **수독증(水毒症)**에 걸린다. 인체는 물을 반드시 필요로 하지만 신진대사의 어려움으로 물의 흐름이 원활치 못하면 몸 안의 물이 오히려 몸을 망가뜨리는 독으로 변하고 만다.

이 모든 것은 신장에서 이뤄진다. 몸 안에 좌우로 두 개가 있는 신장은 체내의 노폐물을 가장 많이 배출하는 기관이다. 신장 한 개에 들어 있는 **네프론(Nephron, 척추동물의 신장 구조 단위)** 수는 100만 개 정도로, 이 네프론에는 신장의 허파인 사구체가 존재한다. 사구체에는 동맥과 정맥이 실타래처럼 복잡하게 엉킨 모세혈관이 자리 잡고 있다. 그 모세혈관에 지방질이 끼거나 **요독증(Uremia)**이 발생하면 요산 수치가 높아지고 혈뇨, 단백뇨가 생긴다.

사구체는 혈액으로부터 오줌을 여과하는데 이 과정에서 물과 영양소를 99퍼센트 재흡수한다. 만약 이 과정에 문제가 발생하면 세포와 세포 사이에 흐르는 수분의 양이 많아져 얼굴, 다리, 배에 물이 차게 된다. 특히 간의 대사에 문제가 발생할 경우 복수가 찬다.

건강식품을 섭취하고 나서 얼굴, 다리, 몸이 붓는 것은 체내의 혈액순환이 빨라지고 뇌하수체가 영양을 처리하기 위한 물을 확보하는 과정에서 발생하는 호전반응이다. 영양소의 흡수와 배설 등 신진대사에는 많은 물이 필요하다. 그 과정을 처리하려면 수분 이동이 불가피한데 이때 갑자기 늘어난 수분의 양을 신장이 모두 처리하지 못해 부종이 발생한다. 그러나 영양소의 일부는 부종에 특효약이다. 시간이 지나면 부종은 가라앉고 신장이 몸의 수분을 적절히 조절하는 제 기능을 회복한다.

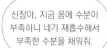

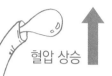

▼ 인체의 수분 평형은 뇌하수체에서 관리한다. 갑자기 영양이 밀려들면 뇌하수체는 수분을 사용하기 위해 배출을 막고 재흡수하며, 이때 인체는 늘어난 수분으로 잠시 부종이 생기는 현상이 발생한다.

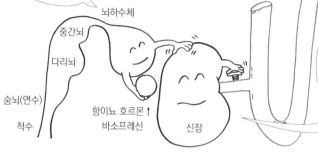

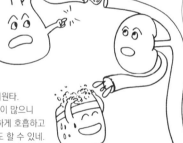

뇌하수체 전엽(Anterior pituitary gland) 호르몬의 기능

구성	기능
프로락틴 호르몬	임신 시 유방에서 섲이 생성되고 성욕 감소
갑상샘 자극 호르몬	갑상선에서 갑상샘 호르몬을 만들도록 자극
부신피질 자극 호르몬	스트레스를 억제하는 코르티솔 호르몬 분비, 대사 관여
성 자극 호르몬	남성-정자 형성, 여성-난자 형성, 정상적인 생리
성장 호르몬	단백질 합성, 지방 분해, 몸의 성장 촉진

5　변비나 설사, 혈변이 생긴다

세상은 미생물의 천국이다. 만약 미생물이 존재하지 않았다면 세상은 쓰레기더미로 몸살을 앓고 있을 것이다. 미생물은 작은 단위의 생명체지만 아무리 덩치가 큰 생물체도 미생물이 투입되면 완전히 분해된다. 농사는 흙 속의 미생물이 책임지고, 우리의 피부 건강도 미생물이 좌우한다.

우리의 장에는 400여 종의 세균 100조 마리가 서식하고 있다. 무게 1.5㎏ 정도의 유익균과 유해균이 장내에서 균형을 유지하며 살아가고 있는 것이다. 이 균형이 깨지면 장내 환경이 악화돼 여러 가지 질병이 발생한다.

가령 소화 기능 저하로 발생하는 **장누수증후군(Leaky Gut Syndrome)**은 장에 가장 위험한 질환이다. 소화 기능이 저하되면 인체는 우리가 섭취한 음식물을 잘 분해하지 못한다. 특히 단백질은 질긴 4차 구조로 되어 있어 소화하기가 매우 어렵고 시간도 많이 걸린다. 단백질이 아미노산으로 분해되지 않으면 단백질 구조가 바뀌면서 장점막을 손상시킨다. 이때 장내에 독소가 발생하고 그것은 혈액을 타고 온몸으로 퍼져 나간다. 특히 이것은 활성산소를 만들거나 자가면역질환을 일으키는 원인이 되기도 한다. 그밖에 병원체, 항원, 부패 물질도 장누수증후군의 요인 물질로 작용한다.

장내 환경이 악화되면 **변비**가 생긴다. 변비는 배설해야 할 것을 제때 배설하지 못하는 것을 의미하는데, 인체가 배설물을 원활하게 배출하지 못하면 인체는 산성화한다. 반대로 설사는 장에 독소가 너무 많아 그것을 빨리 몸 밖으로 내보내려는 자연적인 현상이고, **혈변**은 장누수증후군에 따른 결과물이다.

건강식품을 섭취하면 장내 환경이 개선된다. 이때 장에 붙어 있던 숙변들이 떨어져 나오면서 갑자기 변비가 생기기도 한다. 이 경우에는 따뜻한 물을 충분히 마시는 것이 좋다. 설사 역시 장의 유해균을 몸 밖으로 내보내기 위해 일시적으로 생기는 현상이다. 설사 증상이 나타나면 물에 소금을 타서 마시면 좋다. 혈변은 장누수증후군으로 인한 장내 혈액이 변을 통해 나오는 현상이다. 이 모든 증상은 장의 기능을 정상화하려는 호전반응이다.

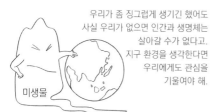

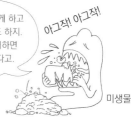

▲ 미생물은 인체에 반드시 필요한 존재다. 피부에도 유익균과 유해균이 공존하는데 비누나 세정제로 손과 피부를 지나치게 씻으면 유익균까지 사멸하기 때문에 오히려 좋지 않을 수 있다. 따뜻한 물로만 씻고 일주일에 1~2회 세정제를 사용하는 것이 피부에 좋다.

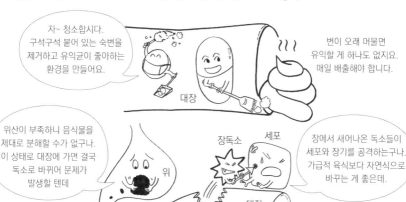

▲ 장에 만성염증이 발생하면 **장누수증후군**에 걸린다. 이 경우 장에 있는 **독소**(인돌[indole], 스카톨[skatole])들이 온몸에 퍼져나가 질병을 일으키는 원인이 된다. 어깨가 아프거나 결리면 이는 장누수증후군일 가능성이 크며 아토피 등 피부질환의 직접적인 원인도 장누수증후군이다.

No.	대변 색깔	상태
1	누런 황색	건강한 몸의 정상적인 변
2	흑색	위염, 위암, 소화성 궤양
3	적색	항문, 직장, 십이지장 출혈
4	회색	쓸개 결석, 담관 결석, 담관암
5	녹색	식중독, 급성 장염
6	혈변	암, 대장이나 직장 염증

대변의 색깔로 보는 건강 상태

대변은 우리가 섭취한 음식물의 최종적인 배출물이다. 그것은 우리가 먹는 음식에 따라 달라지며 최종적으로 몸의 상태를 바로 확인할 수 있는 건강의 척도다. 좋은 음식을 섭취해야 좋은 배변도 가능하다.

건강식품 중에는 특히 장 건강에 유익한 것이 많다. 간혹 건강식품을 섭취하고 잦은 방귀로 난처해하는 사람을 보기도 하지만, 냄새가 고약한 방귀보다 소리가 나면서 냄새가 거의 없는 방귀를 자주 뀌는 것은 보편적인 현상이다.

우리 몸에서 면역이 가장 많이 분포한 곳이 바로 대장이다. 대장은 소화기관 중 가장 마지막에 위치해 있고 음식물의 최종 부산물을 모아놓은 장소다. 이곳에서는 장내세균이 부산물을 관리하고 몸 밖으로 배출하는 일을 한다.

'우리'라는 존재는 우리가 먹는 음식물이 만든다. 또 우리는 음식물로 우리의 생명과 건강을 유지한다. 그 음식물의 최종 부산물인 변의 상태, 색깔, 냄새 등은 우리의 건강 상태를 보여준다. 만약 방귀 냄새가 고약하거나 속이 불편하다면 빨리 변을 배출하는 것이 좋다. 장에서 문제가 발생할 경우 그것이 여러 질병의 원인으로 작용하기 때문이다.

미세한 융모(Villus, 장벽에 붙어 소화를 돕는 오돌오돌한 모양)가 빽빽하게 돋아 있는 소장에 비해 대장은 주름도, 융모도 없는 미끈한 관이지만 배설물이 숙변 상태로 정체되기도 하는데 이것이 지독한 방귀를 만든다. 또한 섬유질은 적게 섭취하고 단백질과 지방은 과식할 경우, 조미료를 많이 넣고 복잡하게 조리한 음식을 다양하게 마구 섭취할 경우에는 소화 흡수가 제대로 이뤄지지 않는다. 이때 소화되지 않은 복잡한 성분이 장내에서 부패해 인체에 해로운 독소를 만들어낸다. 그것이 대장에 축적되고 점액과 함께 대장 벽에 두꺼운 층을 이루면 대장 내강(內腔)이 협소해져 대변의 통로가 좁아진다. 잘못 섭취한 음식물들이 장내에서 부패할 경우 36종의 독소가 발생하는데 그 많은 독소가 장을 가득 채우는 것이다.

건강식품은 이처럼 부패한 물질들을 밖으로 배출하는 일을 한다. 심지어 어떤 사람은 부패 물질이 수십 년간 장내에 쌓이는 바람에 한 번에 배출하지 못해 애를 먹는다. 이때는 긴 시간 동안 계속해서 배출이 이뤄지고 방귀를 동반한다. 처음에는 지독한 냄새를 풍기는 방귀가 나오지만 시간이 지나면서 소리는 나되 냄새는 거의 없는 방귀를 뀐다. 이후 장이 건강해지고 잦은방귀와 함께 건강한 변을 보게 된다.

장은 간과 연결되어 있으며 장이 건강하면 자연히 간도 건강해진다. "변비는 만병의 근원이다"라는 말이 보여주듯 장을 관리하는 일은 매우 중요하므로, 건강식품을 섭취할 때는 가장 먼저 장 청소를 염두에 두는 것이 좋다.

Indole, skatole, phenol, cresol, indican, sulphurretted hydrogen, ammonia, histidine, urrobilin, methylmercaptan, tetramerhy-lendiamine, pentamethy, lendiamine, putrescine, cholin, musscarine, botulin, tyramine, tryptophane, sepain, idolethylamine, sulpherroglobine, cadaverine

장내 유해균의 종류

▲ 장내에서 음식물이 부패하면 약 36종의 독소가 발생한다. 이 부패 독소들은 몸을 떠돌아다니며 직접 질병을 일으키거나 질병의 원인이 된다. 건강식품을 섭취하고자 할 때는 먼저 독소를 제거하는 것이 좋다. 그러면 영양의 흡수가 빨라져 건강에 크게 이롭다

▼ 건강한 장

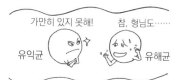

가만히 있지 못해! 참, 형님도……

유익균　유해균

▼ 건강하지 않은 장

너, 이리와 봐! 아까 뭐라고 했냐!?

유익균　유해균

▲ 장에는 400종류에 달하는 100조 마리 이상의 세균이 1.5kg 정도 살고 있으며, 유익균 80퍼센트와 유해균 20퍼센트가 공존하고 있다. 이 비율이 깨지면 변비를 비롯해 여러 질병이 발생하기 시작한다.

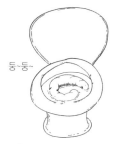

둥~둥~

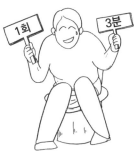

1회　3분

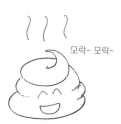

모락~ 모락~

좋은 배변은 물에 둥둥 뜬다. 변이 물에 가라앉으면 기름기가 많고 섬유질이 적다는 뜻이다

하루에 1회, 3분 이내에 변을 보는 것이 좋다. 배변을 위해 오래 앉아 있는 것은 그만큼 수월하지 않다는 것을 의미한다.

황갈색의 굵은 변은 간이 건강하다는 것을 보여준다. 또 섭취하는 음식물이 질적으로 양호하다는 뜻이다.

건강식품을 섭취한 뒤 소변에서 거품이 나오거나 지린내가 심하고 색깔이 이상하다면 몸을 정화하기 위한 호전반응으로 보면 된다. **건강식품으로 혈액이 정화되고 노폐물이 분해되면 그것은 오줌으로 빠져나온다.** 특히 몸이 산성인 사람들의 오줌에서는 더 많은 거품이 일고 지린내가 많이 난다. 통풍(Gout)이나 관절염이 있는 경우에도 심한 호전반응이 나타난다.

우리가 먹는 음식은 크게 섭취와 대사, 배설의 3단계로 처리된다. 이 중 대사 과정에서 불가피하게 영양의 부산물이 나오는데, 특히 에너지를 내는 탄수화물은 산소와 결합해 물과 이산화탄소를 만들어낸다. 물의 일부는 재흡수 과정을 밟고 나머지는 신장을 거쳐 방광으로 보내져 소변으로 나온다. 이처럼 소변으로 나올 때는 수분뿐 아니라 몸속의 노폐물까지 함께 배출된다.

노폐물이 섞인 소변의 색이나 냄새, 거품은 영양 섭취와 몸의 건강 상태에 따라 그 정도가 다르게 나타난다. 가장 흔하게 나타나는 것이 단백질의 부산물인 요산이다. 단백질은 최종적으로 아미노산으로 분해된다. 그 아미노산은 암모니아를 만들고 요소, 요산의 형태로 분해돼 몸 밖으로 배출된다. 오줌의 지린내와 거품은 바로 아미노산의 냄새다. 요산은 혈액 속을 떠돌아다니며 몸에 염증을 불러일으킨다. 몸의 구석구석에 숨어 있는 이 요산은 체질을 산성화하고 암을 만들거나 키우기도 한다.

누군가가 내게 질병의 가장 큰 원인을 꼽으라고 한다면 나는 서슴없이 육식이라고 말하련다. 육식은 만병의 근원이다. 그럼에도 현대인은 과거 그 어느 때보다 육류를 즐겨 먹는다. 이에 따라 여러 가지 질병과 암이 갈수록 증가하고 있는 실정이다.

소변에서 거품이 나오고 냄새가 강하며 색깔이 이상하다면 따뜻한 물을 충분히 마시고 휴식을 취하는 것이 좋다. 이러한 현상은 보통 3~7일간 이어진다. 이때 심한 몸살이나 감기에 걸리지 않도록 주의해야 한다. 고열이 신장에 염증을 만들 수도 있기 때문이다.

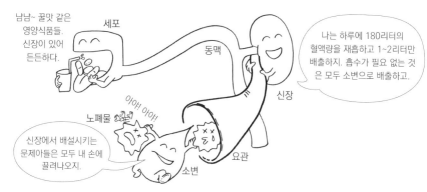

▲ 신장(콩팥)은 대사산물이나 노폐물 등 유독하고 불필요한 물질을 걸러서 소변으로 배출한다. 위장관을 통해 흡수된 영양분은 모두 간으로 들어가 인체의 성장 및 기능을 위한 영양소로 전환돼 필요한 장기에 공급된다. 신체의 각 장기나 조직에서 사용한 영양소는 재사용되기도 하지만, 신체에 유독한 물질은 장관 혹은 신장을 통해 배설된다. 단백질 대사 후 생성되는 물질은 주로 간에서 요소 회로를 거쳐 요소 질소로 만들어져 장을 통해 배설된다. 각 아미노산에 붙어 있는 인산염, 황산염은 신장으로 배설된다.

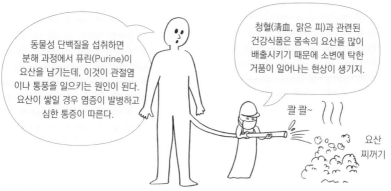

소변의 상태로 알아보는 증상

No.	상태	증상
1	분홍, 직색	염증발생 (혈뇨, 심한 운동, 다이어트)
2	암황, 갈색	열 발생, 수분 부족
3	콜라, 간장색	간 기능(황달, 흑달)
4	많은 거품	육류 과다 섭취
5	역한 냄새	세균감염
6	단 냄새	당뇨

요산 정상 수치(3~7mg/dℓ)

소변에서 거품이 많이 일어나면 고단백질 섭취로 인해 몸속에 독소가 많다는 뜻이다. 이때 요산 수치가 올라가 통풍이나 관절에 영향을 미치기 때문에 온몸이 따갑고 통증을 느낀다. 가급적 물을 많이 마셔서 독소를 빼내야 한다.

8 손가락과 발가락이 저리고 가렵다

손발 끝이 찌릿찌릿하면서 나타나는 **저림 현상은 혈액순환이 개선되려는 호전반응 현상**이다. 이 반응은 반대로 질병이 생기려고 할 때도 나타난다. 예를 들어 당뇨 합병증에 걸리면 혈액순환장애가 발생한다. 이때 심장에서 가장 먼 손가락과 발가락 끝이 따갑고 가려운 저림 현상이 나타난다.

심장은 손발 끝에 있는 세포가 괴사하지 않도록 혈액을 보내려고 하지만, 끈적끈적한 혈액이나 반죽상 혈액이 손발 끝에 있는 혈관을 막아 혈액이 제대로 흐르지 못한다. 이것이 혈관의 병목 현상이다. 혈관의 병목 현상이 발생하면 인체는 그 부위를 긁어달라고 전기적 신호를 뇌로 보낸다. 그러면 뇌는 손에게 그 부위를 긁으라고 명령하고 손이 명령에 따라 병목 현상 부위를 긁는다. 손이 긁을 경우 마찰로 인해 열이 생기는데 이때 좁아진 혈관이 확장돼 혈액 흐름에 도움을 준다.

마찬가지로 혈액순환에 도움을 주는 건강식품을 섭취하면 막혀 있던 혈관이 개선의 조짐을 보인다. 그때 가려움증이 나타나고 또 반죽상 혈액으로 좁아졌던 혈관이 청소되면서 혈액순환이 제대로 이뤄지며 저림 현상을 동반한다.

손발 끝이 가렵고 저리면 건강식품을 계속 섭취하면서 뜨거운 물로 손발을 마사지하는 것이 좋다. 손가락과 발가락 운동을 해주는 것도 상승효과를 낳는다. 늘 손발 운동을 하는 사람은 잔병치레도 없고 손과 발에 힘이 있어 저림 현상 같은 것을 모르고 살아간다.

손가락과 발가락은 심장에서 가장 먼 곳에 위치해 있지만, 심장에서 뜨거운 혈액과 영양을 공급받아야 건강하게 제 기능을 할 수 있다. 인간이 여타 동물과 다른 점은 도구를 활용한다는 것이다. 신은 인간에게 손을 자유자재로 사용할 수 있는 축복을 내렸다. 우리가 손을 자유자재로 움직이도록 한 데는 깊은 뜻이 숨어 있다.

심장이 손가락 끝까지 혈액을 보내는 것은 쉬운 일이 아니지만, 다행히 손가락을 자유롭게 움직이면 혈액 이동을 크게 도울 수 있다. 손가락 끝까지 혈액순환이 이뤄지지 않으면 손의 민첩함과 근력이 떨어질 수 있으므로 늘 손의 활동량을 늘려야 한다.

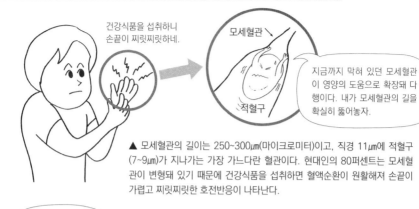

건강식품을 섭취하니 손끝이 찌릿찌릿하네.

모세혈관

적혈구

지금까지 막혀 있던 모세혈관이 영양의 도움으로 확장돼 다행이다. 내가 모세혈관의 길을 확실히 뚫어놓자.

▲ 모세혈관의 길이는 250~300㎛(마이크로미터)이고, 직경 11㎛에 적혈구 (7~9㎛)가 지나가는 가장 가느다란 혈관이다. 현대인의 80퍼센트는 모세혈관이 변형돼 있기 때문에 건강식품을 섭취하면 혈액순환이 원활해져 손끝이 가렵고 찌릿찌릿한 호전반응이 나타난다.

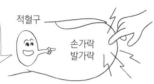

손가락, 발가락에 반응이 온다는 것은 몸이 전반적으로 건강해졌다는 의미입니다. 이것은 내가 활동한다는 신호입니다.

적혈구

손가락 발가락

◀ 가렵거나 저린 현상이 나타나면 마사지를 하거나 비벼서 마찰을 일으키는 것이 좋다. 그러면 열이 전도되어 상태를 호전시킨다.

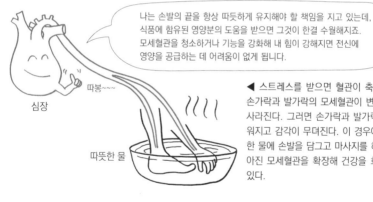

나는 손발의 끝을 항상 따듯하게 유지해야 할 책임을 지고 있는데, 식품에 함유된 영양분의 도움을 받으면 그것이 한결 수월해지죠. 모세혈관을 청소하거나 기능을 강화해 내 힘이 강해지면 전신에 영양을 공급하는 데 어려움이 없게 됩니다.

심장

따봉~~~

따뜻한 물

◀ 스트레스를 받으면 혈관이 축소되면서 손가락과 발가락의 모세혈관이 변형되거나 사라진다. 그러면 손가락과 발가락이 차가워지고 감각이 무뎌진다. 이 경우에는 따듯한 물에 손발을 담그고 마사지를 해줘야 좁아진 모세혈관을 확장해 건강을 회복할 수 있다.

모세혈관에 관한 정보(길이 1㎛=1/1,000mm)

종류	㎛ 길이	mm 길이
모세혈관의 길이	250~300㎛	~300,000mm
모세혈관세동맥	11㎛	11,000mm
모세혈관세정맥	14㎛	14,000mm
동맥정맥연결	15㎛	15,000mm
적혈구 크기	7~9㎛	7~9,000mm

눈은 마음의 창(窓)이라고 한다. 사람을 처음 만나 인사할 때 가장 먼저 보는 것이 눈이고, 대화를 하거나 함께 있을 때 가장 많이 보는 곳도 눈이다. 특별한 의학적 지식이 없어도 눈을 보면 상대방의 건강 상태를 어림잡아 말할 수 있다.

눈이 충혈되고 눈곱이 끼거나 침침해지며 안통(眼痛)이 발생하는 것은 눈의 기능이 정상으로 회복되려는 현상이다. 평소에 눈이 좋지 않다면 그것은 눈의 혈액순환에 문제가 있음을 의미한다. 눈에서는 시신경이나 눈의 모세혈관을 통해 혈액순환이 이뤄지는데, 그동안 혈관을 막고 있던 물질들이 밖으로 밀려나오면서 충혈, 눈곱, 안통 등이 발생한다.

눈은 몸에 있는 비타민 C를 가장 많이 소모한다. 평소에 눈에 이상이 있다면 비타민 C가 결핍돼 있다는 의미다. 사람들은 흔히 비타민 C의 항산화 작용에만 주목해 비타민 C를 '암에 가장 좋은 영양소'로 알고 있지만, 사실 비타민 C는 눈에 가장 많이 사용된다.

눈 보호에 가장 좋은 것은 **비타민 A(베타카로틴)**다. 비타민 A의 원료(전구체)인 **카로티노이드(Carotinoid)**는 녹황색 식물에 많이 들어 있으며 자연계에 500여 종이 존재한다. 그중 50여 종이 비타민 A로 만들어져 간의 대사를 거친 뒤 인체에 공급된다. 간은 비타민 A를 저장했다가 필요할 때 영양으로 공급하는데 눈 보호에 사용하는 비율이 높다.

일부러 신경 쓰는 사람은 거의 없지만 사실은 우리가 눈을 깜박일 때마다 비타민 C가 방출 혹은 소모된다. 눈을 자주 깜박이는 것은 눈이 피로하며 눈의 압(壓)이 오르고 있음을 의미한다. 여기서 더 나아가면 눈에 염증이 발생하고 나중에는 여러 가지 눈병에 걸린다. 다행히 눈을 보호하는 비타민 A가 눈에서 소모하는 비타민 C를 안정적으로 조절하고 방출을 막아준다.

눈이 충혈되고 눈곱이 발생한 것이 1~2일 이내라면 얼음 팩을 만들어 눈 주위에 올려놓는 것이 좋다. 3일이 지났다면 따뜻한 수건을 올려두면 눈의 호전반응이 빨리 진정되고 눈 건강이 좋아진다. 눈 건강을 위해 낮잠이나 수면 시간을 늘리는 것도 바람직하다.

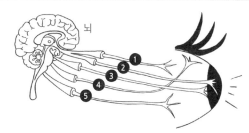

① 제2뇌신경: 시신경-시력과 시야
② 제3뇌신경: 동안신경-동공 수축, 수정체
③ 제4뇌신경: 활차신경-안구 하부, 내측 운동
④ 제5뇌신경: 삼차신경-각막, 홍채, 눈꺼풀
⑤ 제7뇌신경: 외전신경-안구 외측 운동

▲ 뇌의 중뇌와 연수는 여러 신경을 연결하는데 특히 시신경에 깊이 관여한다.
　연수는 크게 중간뇌, 다리뇌, 숨뇌의 세 부분으로 나뉘며 척수의 시발점이기도 하다.

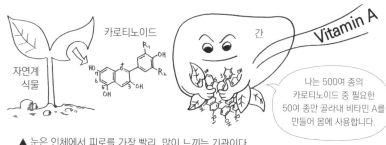

나는 500여 종의
카로티노이드 중 필요한
50여 종만 골라내 비타민 A를
만들어 몸에 사용합니다.

▲ 눈은 인체에서 피로를 가장 빨리, 많이 느끼는 기관이다.
　간에서 만든 **비타민 A**는 눈을 보호해주며 **비타민 C** 소모를 최소화한다.

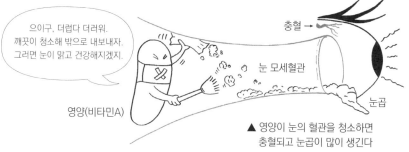

으이구, 더럽다 더러워.
깨끗이 청소해 밖으로 내보내자.
그러면 눈이 맑고 건강해지겠지.

충혈 →

눈 모세혈관

영양(비타민A)

눈곱

▲ 영양이 눈의 혈관을 청소하면
　충혈되고 눈곱이 많이 생긴다

눈으로 보는 건강 상태

증상	원인	증상	원인
황색, 흑색	간질환	실핏줄	심장질환
충혈, 안통	간에 열이 많음	초생달	뇌진탕
부음	비장 질환	가느다란 실눈	신경마비 증세
어두움	불안한 마음	파란색	암
흐릿함	혈액순환 장애	창백함	결핵

10 피부 발진과 두드러기

건강식품을 섭취한 이후에 나타나는 피부 발진과 두드러기는 몸 안의 독소를 배출하려는 해독의 일종이다. 발진은 크게 두 기관과 연결되어 있다. 하나는 간이고 다른 하나는 대장으로, **간과 대장은 해독의 장기**다. 근래 '디톡스'나 '해독 클리닉'이라는 말을 심심찮게 듣는데 이는 모두 간과 대장의 해독 작용을 일컫는다.

사람들이 술과 스트레스, 담배 등에 수십 년간 노출되어도 건강을 유지하는 이유는 간 덕분이다. 간이 내뿜는 효소는 1,000여 가지로 우리 몸의 모든 장기 대사에 직접 관여한다. 이러한 효소를 만들 때 반드시 필요한 것이 간의 온도(열)다. 간은 대략 37.2℃를 유지해야 건강하게 효소를 만들어낼 수 있다. 간을 '스스로 열을 내는 장기'라는 의미로 발열기관이라고 부르는 이유가 여기에 있다.

그렇다고 간이 술, 스트레스, 담배 등 유해한 환경을 무한정 견뎌낼 수 있는 것은 아니다. 그것이 장기간 지속되면 간은 서서히 병들어간다. 엄청나게 밀려드는 일 때문에 간이 지쳐서 차가워지면 간은 더 이상 해독할 수 없다. 해독이 되지 않은 독들은 온몸을 산성화하고 혈액을 탁하게 만든다. 그리고 산성화한 몸은 우리가 알고 있는 대부분의 질병이 발생하기에 적합한 환경을 만든다.

우리가 건강식품을 복용해 간 기능을 정상으로 회복시키려 할 때, 간은 쌓여 있는 독을 배출한다. 간이 여러 기관(장기)을 통해 독을 배출하는 것은 신진대사가 원활하게 이뤄지고 있음을 의미한다. 만성질환자나 독이 많은 경우에는 더 심한 호전반응을 동반한다. 이때 피부가 피지선과 땀샘을 통해 독을 밖으로 내뿜기 때문에 피부는 벌겋게 부어오르고 좁쌀처럼 오톨도톨한 것이 돋아나거나 뾰루지가 생기기도 한다.

간 기능을 떨어뜨리는 원인 중 하나는 대장의 독이다. 간과 대장은 문맥이라는 혈관을 통해 서로 연결되어 있으며 이로 인해 변비나 덜 분해된 음식물의 독소는 간을 병들게 한다. 그것이 피부에 발진을 일으킨다. 다시 말해 장이 오염되면 간이 오염되고 이는 결국 피부에 나쁜 영향을 미친다. 피부 발진은 피부 기능에 문제가 있어서 생기는 게 아니다. 발진은 다른 장기에 문제가 생기면서 피부에 영향을 미친 결과다.

피부 발진과 두드러기가 생겼을 때 피부를 긁거나 자극을 가하면 안 된다. 몸을 편안하고 시원하게 해줘야 빨리 가라앉는다.

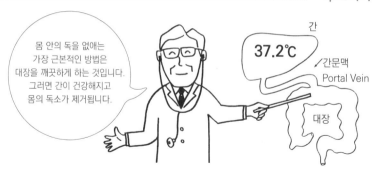

▲ 디톡스의 올바른 방법은 대장이 있는 배를 따듯하게 보호하고 독을 없애기 위해 여러 가지 방법을 적용하는 것이다. 우리 몸에서 독은 대장에 가장 많이 몰려 있다. 대장의 독을 해결하면 간은 자연히 좋아진다.

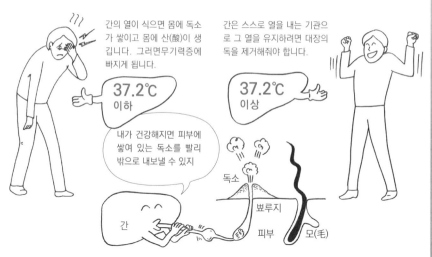

▲ 디톡스가 이뤄지면 체온은 올라간다. 독소가 제거돼 신진대사가 원활하기 때문이다. 이때 피부에 쌓여 있던 독소들이 밖으로 밀려나면서 발진이나 두드러기, 뾰루지가 생긴다.

간의 3대 기능

No.	기능	간 기능을 지원하는 요소
1	해독	디톡스
2	저장	영양
3	분해	효소

우리 몸에서 활성화되는 3,000여 가지의 효소 중 간에서 1,000여 가지의 효소가 만들어지는 데 이것은 해독, 저장, 분해하는 역할을 한다. 효소는 정상체온에서 가장 잘 활성화되며 효소 생성을 위해서는 영양소가 필요하다.

인체에서 가장 넓은 면적(약 18㎡)을 차지하는 피부는 뇌의 두 배에 달하는 무게(3㎏)가 나간다. 이러한 피부는 피지와 수분이 잘 혼합된 산성막을 만들어 스스로를 보호한다. 이 산성막은 외부로부터 들어오는 박테리아를 죽여 인체 내 침투를 막는다.

인체는 전체 호흡 중 내호흡을 통해 95퍼센트, 피부호흡을 통해 5퍼센트의 노폐물을 밖으로 내보낸다. 만약 체온이 상승하면 호흡은 더 가빠지고 피부의 모공도 더 넓어져 보다 많은 땀과 함께 노폐물을 밖으로 밀어낸다. 반대로 추위를 느끼면 체온 유지(열량)를 위해 모공이 닫힌다.

건강식품 섭취 후 몸에서 냄새가 나거나 경도에 따라 악취가 발생할 경우, 이는 몸 안의 독소를 피부가 밖으로 내보내려는 호전반응이다. 인체 내에서 독소의 악취가 가장 심하게 나타나는 기관이 바로 피부다. 물론 간이 가장 많은 해독을 하지만 그렇다고 모든 해독을 도맡아 처리하는 것은 아니다. 여러 기관에서 서로 밀접하게 상호작용해 간의 부담을 덜어준다.

만형처럼 1차적으로 모든 해독에 관여하는 기관은 간이다. 그리고 보조적으로 각 장기가 나눠받은 양만큼 해독을 책임진다. 해독 작업을 나눠받으면 각 장기들은 일사천리로 일을 완수한다.

우리 몸은 하나로 연결되어 있다. 따라서 간이 건강하지 않으면 소화기관, 신장, 대장 등 다른 여러 기관도 건강에 문제가 발생한다. 단지 경도의 차이가 있어 뚜렷하게 나타나거나 느껴지지 않을 뿐이다. 시간이 흐르면 연결된 장기들이 서서히 고장 나고 질병이 발생한다. 마찬가지로 해독도 서로 연결되어 있어 한 장기의 해독이 어려워지면 다른 장기에도 문제가 발생해 온몸의 해독에 이상이 생긴다.

건강식품을 섭취하고 피부에서 냄새나 심한 악취가 난다면 이는 피부뿐 아니라, 몸 전체 장기에서 해독을 하고 있다는 증거다. 입에서도 냄새가 나고 숙변은 썩은 내를 풍기며 검은색으로 배출된다. 소변에는 거품이 끼고 지린내가 심하게 난다. 눈은 충혈되고 졸리며 잠이 쏟아진다. 이 모든 것은 각 장기가 해독 작업에 참여해 몸을 깨끗하게 하려는 호전반응이다.

몸에서 냄새가 날 경우에는 따뜻한 물을 충분히 마시고 비누를 사용하지 않은 채 미지근한 물로만 몸을 씻는 것이 좋다.

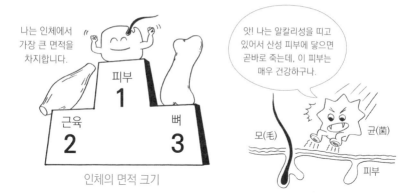

인체의 면적 크기

▲ 인체에서 가장 큰 면적을 차지하는 것은 피부다. 피부는 인체를 외부환경으로부터 보호하는 역할을 한다. 이를 위해 피부는 산성을 띠고 있어야 한다. 어린아이들은 보통 pH 4.5의 산성을 띠며 아토피 피부는 pH 6.5로 알칼리 쪽에 더 가깝다.

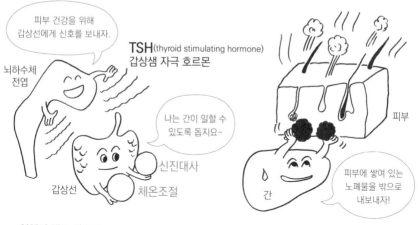

인체의 해독 시스템

해독 기관	독을 배출하는 방법
간	해독
대장	대변
피부	땀
폐	호흡
신장	소변
면역	식균
뇌	수면

▲ 피하지방에는 독소가 많이 쌓여 있는데 뇌하수체 전엽, 갑상선, 간은 서로 협동해 그 독을 배출하는 일을 한다. 이때 피부를 통해 몸에서 독소가 빠져나가면서 심한 냄새가 난다.

목은 머리로 가는 모든 혈관, 신경, 척추의 관문으로 인체 중 가장 큰 압박을 받는 곳이다. 목은 뇌를 보호하는데 스트레스로 압박이 발생하면 먼저 뒷목 부분에 이상 신호가 느껴진다. 이는 혈관이 좁아졌다는 의미다. 심한 스트레스를 받았을 때 사람들이 보통 발작을 일으키거나 뒷목을 잡고 쓰러지는 이유가 여기에 있다.

스트레스를 받으면 몸은 스스로를 방어하기 위해 스트레스 호르몬을 분비한다. 스트레스를 받을 경우 몸이 긴장하면서 그것을 생명을 위협하는 신호로 간주하기 때문이다. 우선 뇌는 교감신경을 흥분시켜 부신수질(Adrenal medulla)에서 아드레날린, 카테콜아민, 레닌, 앤지오텐신 같은 호르몬을 분비하게 함으로써 혈압이나 심장박동수를 높인다. 이어 뇌하수체가 나서서 성장 호르몬이나 ACTH(부신피질 호르몬)의 코르티솔 호르몬 분비를 촉진시켜 혈당을 늘린다. 그런데 혈당이 늘어나면 문제가 발생하기도 한다. 가장 큰 문제는 이 기전이 지질 대사를 활발하게 해 혈행에 나쁜 영향을 미친다는 점이다.

그밖에도 목 부분에는 **갑상선**이 자리 잡고 있는데, 이 기관은 머리에서 발생하는 모든 신호를 수령해 온몸으로 명령을 전달하는 기능을 한다.

건강식품을 섭취하고 나서 목 부분이 벌겋게 부어오르거나 통증 혹은 목이 쉬는 현상은 스트레스로 인한 압박을 해결하려는 호전반응이다. 가장 많이 발생하는 증상은 목이 벌겋게 부어오르는 것이다. 이는 좁아진 목 주변의 갑상선과 목 부위 혈관이 확장돼 혈행이 개선되면서 발생한다. 더불어 면역이 좋아지면서 목소리가 쉬는 현상이 나타나기도 한다.

목 부위가 벌겋게 부어오르는 것은 2, 3일이면 가라앉고, 목이 쉬는 현상은 3~5일이 지나야 호전된다. 이런 증상이 나타나면 목을 무리하게 사용하지 않아야 한다. 또 목 부위에 얼음찜질을 하면 염증이 가라앉는다.

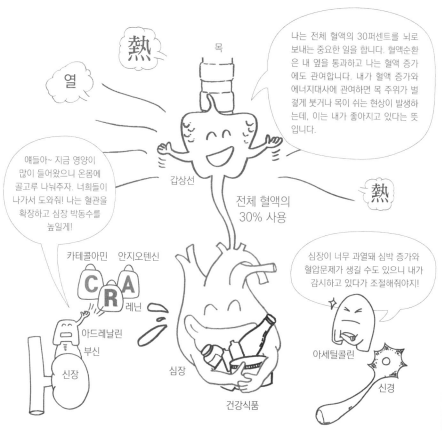

▲ 심장에서 보내는 혈액의 30퍼센트는 뇌의 활동에 쓰인다. 이는 영양의 30퍼센트를 뇌가 사용한다는 의미다. 영양 공급이 이뤄졌을 때 갑상선 부위의 목이 벌겋게 붓고 목이 쉬는 현상은 목 주위에 나타나는 호전반응이다. 이후 체온이 올라가고 건강해진다.

부신피질의 자극에 따른 각 호르몬의 기능

해목 호르몬	주요 기능
아드레날린(Adrenaline)	혈당 상승 작용, 심장박 출력 증가 작용
카테콜아민(Catecholamine)	신경전달, 혈관 확장
레닌(Renin)	동맥 내 혈액량 증가
안지오텐신(Angiotensin)	혈압 상승, 혈압 유지

건강식품을 섭취한 후에 구토 증세가 나타나는 것은 매우 드문 호전반응이다. 만약 구토 증세가 나타난다면 좋은 결과를 얻을 수 있다. 위에 들어 있던 찌꺼기가 모두 빠져나오기 때문이다. 이 경우 갑작스럽게 건강이 좋아진다.

우리가 섭취하는 음식은 모두 완전히 소화될까? 결코 그렇지 않다. 어떤 음식은 소화가 불가능한데 소화기관은 이런 음식을 가급적 빨리 배변으로 배출하려 한다. 이 음식이 소화기관에 오래 머물면 치명적인 독소가 발생해 몸이 손상되기 때문이다.
안타깝게도 현대인은 건강을 위해 음식을 섭취하기보다 입의 즐거움을 위해 음식을 먹는 경향이 있다. 맛있는 음식이 꼭 건강에 좋은 것은 아니다. 지금 유행하는 음식, 많은 현대인이 즐겨 먹는 음식을 가만히 떠올려보라. 그러한 음식이 과연 우리의 건강을 책임져줄까? 현대인을 고통스럽게 만드는 질병의 90퍼센트 이상은 성인병이라 불리는 식원성증후군이다. 음식을 통해 발생한 질병이라는 얘기다.

입에서만 즐거운 음식들이 완전히 소화되지 못해 위벽에 남아 있으면 어떻게 될까? 소화기관에 여러 가지 질병을 일으키는 것은 물론 다른 음식의 소화를 방해한다. 또 그런 찌꺼기는 헬리코박터 파일로리(Helicobacter pylori) 균이 서식하기에 적합한 환경을 만든다.

건강식품은 소화기관의 소화 기능을 돕는다. 음식물이 인체에 유용한 영양소라고 판단해 몸에 흡수시키려 노력하는 것이다. 소화기관은 나쁜 음식을 빨리 배출하려 하지만, 반대로 건강식품은 오래 놔두고 몸에 유용하게 사용하려 한다. 간은 효소를 최대한 분비해 부족한 영양을 보충하려 분주하게 작업을 시작한다. 이 경우 식품의 영양이 위에 남아 있는 더러운 찌꺼기들과 섞여 제대로 작업하기가 어렵다. 그러면 위는 그 찌꺼기를 밖으로 내보내는 작업을 하는데 그것이 바로 구토 증세다.

속을 비운 위는 청결을 위해 위의 말단에서 가스트린 호르몬(Gastrin hormone)을 분비한다. 덕분에 위는 매우 튼튼해지고 소화력도 강해진다.

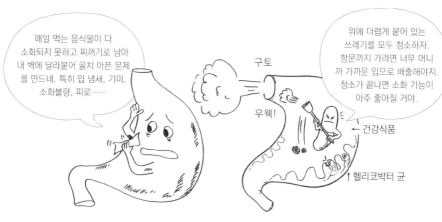

▲ 피부 트러블, 기미, 주근깨, 소화불량, 심한 입 냄새 등은 위장에 남아 있는 음식물 찌꺼기가 그 원인이다. 구토 증세는 위를 청소하려는 호전반응이며 구토 이후 소화 기능은 놀랍도록 향상되고 여러 증상이 호전된다.

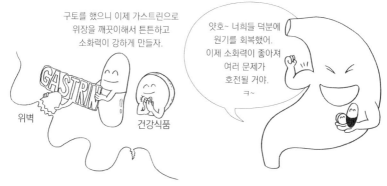

▲ 위벽의 청결과 건강을 위해 가스트린 호르몬이 분비된 이후 위장이 건강을 회복하면 건강식품 흡수가 용이해져 전신 건강에 많은 도움을 준다.

각 기관에서의 가스트린 호르몬의 기능

장기	기능
위	위산 분비, 위 운동, 위 점막세포 성장 촉진
췌장	췌장액 생산 촉진
소장	회장(Ileum, 소장의 한 부분) 운동 촉진
대장	대장 운동 촉진

우리는 피곤하면 잠을 자거나 휴식을 취한다. 눈이 피곤하면 눈을 감고 머리가 어지러우면 맑은 공기가 있는 곳에 가서 쉬면서 충전한다. 속이 좋지 않으면 금식이나 절식으로 위를 보호해준다. 이처럼 우리가 재충전을 위해 노력하면 모든 장기는 기능을 재정비하고 세포도 재생한다.

그런데 장기 중에는 하루, 단 1분도 쉬지 못하고 일을 해야 하는 것도 있다. 바로 심장이다. 심장은 생명의 근원으로 심장이 살아 있어야 생명을 유지할 수 있다. **심장의 건강은 심박수(Heart rate)로 판단한다.** 안정 상태에 있을 때 각 연령층의 표준 심박수는 유유아(乳幼兒) 100~140, 초등학생 80~90, 청장년 60~80, 노인 60~70이다. 여자가 남자보다 심박수가 더 많은데 이는 여자가 남자보다 지방이 더 많기 때문이다. 지방이 굳지 않도록 체온을 유지하려면 심박수를 높여 따듯한 혈류가 흐르게 해야 한다.

심박수가 떨어진다는 것은 심장의 기능이 약해진다는 것을 의미한다. 심장에 혈전 등 이물질이 끼면 심장 기능이 약해지고 협심증 같은 질병이 생긴다. 이 경우 심장은 더 강한 압박을 받기 때문에 정상적인 심박수가 **나타나지 않는다.**

심장은 하루에 10만 번의 심박수로 총 9만 6,000킬로미터에 달하는 혈관에 피를 보내주려 펌프질을 한다. 그 양은 1만 5,000리터, 즉 30만 톤에 해당하는 어마어마한 수치다. 그리고 0.3초에 약 70cc의 혈액을 방출하며 0.5초 정도 휴식을 취한다. 심박수는 개인마다 약간씩 다르지만 평균 1분에 70회 정도다. 잠을 잘 때는 55회로 떨어진다. 심장이 펌프질한 혈액이 온몸을 도는 데 걸리는 시간은 고작 20초에 불과하다.

이처럼 쉬지 않고 움직이는 심장도 노화한다. 더 많이 박동하느냐 아니면 덜 박동하느냐에 따라 노화 속도는 달라진다. **건강식품을 섭취해 혈액이 정화되고 혈관이 깨끗해지면 혈류량이 증가한다. 이 경우 심장 기능이 좋아져 무리하지 않으면서도 심장박동수가 갑자기 증가할 수 있다. 막혀 있던 혈관이 뚫려 부족하던 혈액을 보충하기 때문이다. 이때 심장이 두근거리는 호전반응이 발생한다.** 이 두근거림은 1, 2일 후면 안정되고 컨디션이 좋아지므로 불안해할 필요가 없다. 단, 무리한 운동이나 심박(心搏)에 영향을 주는 일은 피해야 한다.

건강식품 섭취 시 나타나는 호전반응

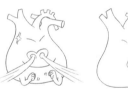

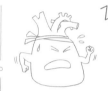

내가 쉰다고 해서 멈춘다는 뜻은 아닙니다. 주인님이 잠을 잘 때 나도 쉽니다. 밤늦게까지 일하면 나는 스트레스를 받습니다.

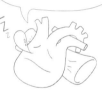

확장기 혈압
80mmHg

수축기 혈압
120mmHg

낮에는 교감신경에 의해 바쁘게 활동 한다.

밤에는 부교감신경의 작용으로 휴식을 취한다.

● 심장의 혈압

● 심장의 하루 일과

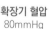

▲ 심장에서 혈액을 동맥으로 힘차게 밀었을 때의 혈압을 **수축기 혈압**이라 하고, 심장에 혈액을 담으면서 쉬는 시간을 **확장기 혈압**이라고 한다. 수축기와 확장기 혈압의 차이를 **맥압(脈壓)**이라고 한다. 심장에서 밀려나가는 혈액량이 증가하거나 동맥 혈관의 탄성이 낮아지면 맥압이 증가한다.

● 연령층별 심장 박동수/1분당 안정기 기준

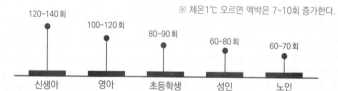

120~140 회

100~120 회

80~90 회

60~80 회

60~70 회

※ 체온1℃ 오르면 맥박은 7~10회 증가한다.

신생아   영아   초등학생   성인   노인

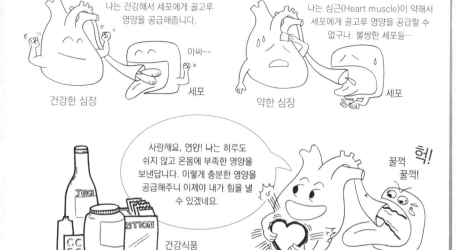

나는 건강해서 세포에게 골고루 영양을 공급해줍니다.

아싸~~

건강한 심장

세포

나는 심근(Heart muscle)이 약해서 세포에게 골고루 영양을 공급할 수 없구나. 불쌍한 세포들…

약한 심장

세포

사랑해요, 영양! 나는 히루도 쉬지 않고 온몸에 부족한 영양을 보낸답니다. 이렇게 충분한 영양을 공급해주니 이제야 내가 힘을 낼 수 있겠네요.

꿀꺽
꿀꺽!

헉!

건강식품

지구의 생명체가 생명을 유지하는 것은 공기가 있기 때문이다. 공기 속에 들어 있는 질소는 인체의 단백질 제조에 쓰이고 산소는 에너지(ATP)를 만드는 데 가장 많이 쓰인다. 우리는 공기를 입과 코로 들이마시지만 그것은 폐로 들어가 점검을 받고 온몸으로 보내진다. 이 일은 흔히 허파꽈리라고 부르는 '폐포'에서 이뤄지고 극히 민감한 화학적 탐지 장치인 뇌의 연수가 호흡을 통제한다.

폐포는 인체가 에너지를 만들 때 발생한 이산화탄소를 산소와 교체하는 일을 한다. 사람마다 약간씩 차이는 있지만 1분에 약 16회 호흡을 하고 500ml의 공기를 들이마신다면 하루에 대략 10만 리터 이상의 공기를 들이마시게 된다. 이 모든 것은 테니스 코트 절반의 크기에 달하는 3만 개 이상의 폐포에서 이뤄진다.

폐포는 거미줄 같은 모세혈관으로 덮여 있다. 심장에서 공급하는 혈액은 이 모세혈관 끝까지 빠짐없이 스며든다. 이 혈관을 순식간에 지나는 적혈구는 모세혈관 벽의 가늘고 얇은 막을 통해 싣고 온 탄산가스를 폐포 속에 퍼트리고 대신 산소를 받아 가지고 나온다.

인체의 페니실린이라 불리는 **라이소자임(Lysozyme) 효소**는 매일 호흡기를 통해 들어오는 대부분의 박테리아, 바이러스를 코와 목에서 살균한다. 그 나머지는 면역의 탐식세포라고 불리는 대식세포(Macrophage)가 처리한다.

건강식품은 영양 대사에 필수적이며, 영양은 인체의 에너지를 만들고 살아갈 힘을 제공한다. 인체에서 이러한 영양을 가장 많이 사용하는 기관이 뇌, 췌장 그리고 폐다. 이들을 소모성 장기라고 부르는데, 이 장기들이 영양 결핍으로 제 기능을 못하면 몸에 여러 가지 문제가 발생한다. 특히 폐는 전신에 산소를 공급하는 일에 어려움을 겪는다.

건강식품이 영양을 공급해 폐 기능이 활발해지면 폐포 속과 기관지에 쌓여 있던 이물질들이 한꺼번에 밖으로 밀려 나간다. 이때 기침이나 가래 같은 호전반응이 나타난다. 이러한 현상은 장기간에 걸쳐 발생한다. 오래도록 묵혀 있던 것을 깨끗이 청소하려면 시간이 필요한 법이다.

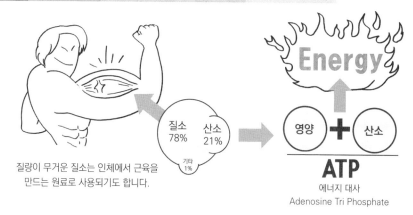

질량이 무거운 질소는 인체에서 근육을
만드는 원료로 사용되기도 합니다.

▲ 공기는 크게 질소와 산소로 구성돼 있는데 우리는 산소를 하루 약 14㎏ 들이마시며 그중
20퍼센트는 음식물을 태워 에너지로 변환시킨다. 또 인체는 적혈구를 통해 전신에 산소를 공
급하고 살균의 원료로도 사용한다.

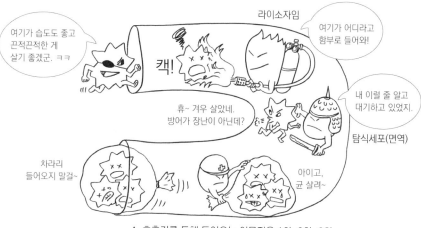

▲ 호흡기를 통해 들어오는 이물질은 1차, 2차, 3차
면역 방어 시스템으로 식균·소멸·퇴치된다.

활동에 따라 필요한 공기의 양(1분)

활동여부	필요한 공기의 양(ℓ)
잠잘 때	9ℓ
앉아 있을 때	18ℓ
걸어갈 때	27ℓ
운동할 때	55ℓ

간혹 건강식품을 섭취하고 나서 잠이 오지 않는다고 말하는 사람을 만나기도 한다. 이는 뇌에 영양이 공급되면서 뇌가 균형을 맞추려는 호전반응이다. 뇌는 인체에서 가장 많은 영양과 산소, 혈류를 사용한다. 온몸의 신진대사를 관리 및 감독하는 시상하부, 뇌하수체 그리고 뇌신경과 중추신경이 모두 뇌에 있기 때문이다. 이처럼 뇌가 온몸을 관리, 감독하는 까닭에 뇌에 가장 많은 영양을 공급해줘야 한다.

어떤 이유로든 뇌의 균형이 깨지면 온몸에 영향을 미친다. 뇌의 균형이 깨져서 발생하는 질병 중 하나가 불면증이다. 뇌에 필요한 영양을 공급하는 일은 무척 중요하지만, 현실적으로 사람들은 바쁜 일과에 쫓겨 하루에 필요한 충분한 양의 영양을 공급해주지 못한다. 아침을 거르는 일이 다반사고 점심은 대충 때우며 저녁에는 기름진 식사로 배를 채우는 경우가 허다하다.
　사실 현대인은 배고플 틈이 없을 만큼 많이 먹지만 몸이 원하는 영양을 균형 있게 충족시키지는 못한다. 흔히 현대인은 영양의 과잉 공급으로 성인병에 걸리는데, 더 정확히 말하면 과잉 속의 영양 불균형으로 성인병에 걸린다.

사회적, 심리적인 스트레스도 심각한 문제다. 스트레스는 부신수질에서 아드레날린 호르몬을 분비시켜 몸이 긴장하게 하고, 이것은 뇌의 균형을 깨트리는 원인으로 작용할 수 있다. 이럴 경우 뇌에 충분한 휴식과 영양이 필요하다.

건강식품을 섭취하면 뇌는 그 영양으로 균형을 맞추려고 한다. 몸은 신진대사를 위해 작동을 멈추지 않고 그동안 부족하거나 비어 있던 장기에 영양을 공급하고자 계속해서 움직인다. 그 영양의 30퍼센트 이상이 뇌로 들어간다. 뇌가 충분히 공급되는 영양을 사용하려 하기 때문에 잠이 오지 않는 것이다. 설령 잠이 오지 않더라도 피곤하진 않다. 이런 현상은 하루나 이틀 정도 일어나며 이후로는 잠이 잘 오고 편히 숙면을 취할 수 있다.

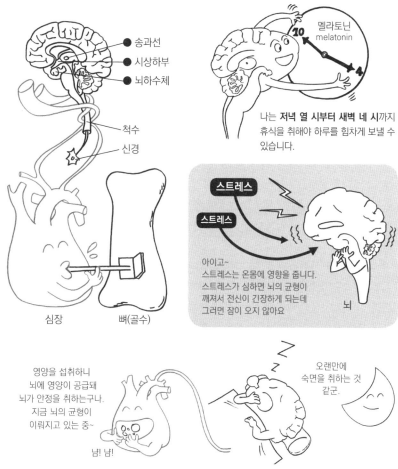

나는 **저녁 열 시부터 새벽 네 시**까지 휴식을 취해야 하루를 힘차게 보낼 수 있습니다.

아이고~
스트레스는 온몸에 영향을 줍니다. 스트레스가 심하면 뇌의 균형이 깨져서 전신이 긴장하게 되는데 그러면 잠이 오지 않아요

영양을 섭취하니 뇌에 영양이 공급돼 뇌가 안정을 취하는구나. 지금 뇌의 균형이 이뤄지고 있는 중~

냠! 냠!

오랜만에 숙면을 취하는 것 같군.

▲ 인체는 영양의 30퍼센트 이상을 뇌에 공급한다. 그러면 정신이 멀쩡해지는 현상이 발생하지만 2, 3일 이후 안정적인 숙면을 취할 수 있다.

뇌에 있는 내분비기관의 종류와 기능

내분비 장기 종류	주요 기능
시상하부(Hypothalamus)	뇌하수체 자극, 자율신경계(부교감신경, 교감신경) 기능
뇌하수체(Pituitary gland)	성장, 갑상선, 난포, 황체, 부신피질 자극 호르몬 분비 자극
송과선(Pineal gland)	성장 호르몬, 멜라토닌 호르몬, 세라토닌 호르몬 분비

몸에 수분이 부족한 사람은 보통 호전반응이 심하게 일어난다. 이는 평소에 물을 충분히 마시지 않았기 때문이다. 음식을 섭취하면 대사 과정에서 물을 필요로 하는데, 물은 영양의 흐름과 흡수 및 배출을 돕는다. 체내에 수분이 부족하면 아무리 좋은 식품을 섭취하더라도 실제로 흡수되는 양은 적다. **결국 갈증은 영양의 흡수를 돕기 위해 몸이 보내는 신호라고 할 수 있다.**

이를 관장하는 것이 뇌의 시상하부다. 시상하부는 체액 평형을 조절하는 기능을 하는데 이때 나트륨 평형도 함께 이뤄진다. 나트륨(Na+)은 세포의 호흡과 영양의 흡수를 돕는 역할을 한다. 이 모든 것이 체내의 수분 평형과 깊은 유대관계에서 이뤄지는 협동 작전 중 하나다. 건강식품을 섭취하고 갈증이 생기면 영양의 흡수를 도우려는 몸의 신호임을 자각하고 따뜻한 물을 충분히 마시는 것이 좋다.

특히 건강식품을 섭취하기 2, 3일 전부터 따뜻한 물을 충분히 마시는 것이 바람직하다. 그러면 건강식품을 섭취할 때 평소보다 더 큰 효과를 볼 수 있다. 이것은 건물을 지으려면 반드시 물이 있어야 하는 것과 같은 이치다. 건물을 짓기 위해 시멘트와 모래를 혼합할 때는 물을 넣어 반죽을 해야 건물을 세울 수 있다.

몸은 하루에 최소 1,200$m\ell$의 물을 필요로 하며 다시 1,200$m\ell$의 물을 내보내는 순환 작용을 한다. 그리고 모든 장기는 70퍼센트 이상의 물을 함유하고 있다. "골격이 튼튼하다"는 말은 골격에 물이 가득 채워져 있다는 것을 의미한다. 골격에 수분이 부족하면 약해져서 부러지기 쉬운데 골다공증도 골격의 수분 부족에서 비롯되는 질병이다.

모든 장기의 세포와 세포 사이에는 항상 물이 흐른다. 그 흐름이 원활하고 충분하면 건강하게 생활할 수 있다. 그러나 물이 부족해지면 세포의 신진대사가 어렵고 정화 작용도 힘들어 몸에 독이 쌓인다. 늘 따뜻한 물을 충분히 마시는 것이 건강으로 향하는 첫걸음임을 기억해야 한다.

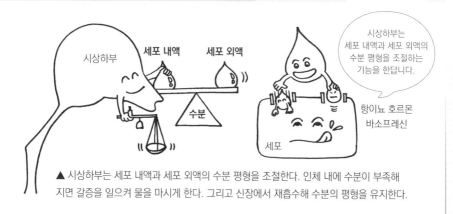

▲ 시상하부는 세포 내액과 세포 외액의 수분 평형을 조절한다. 인체 내에 수분이 부족해지면 갈증을 일으켜 물을 마시게 한다. 그리고 신장에서 재흡수해 수분의 평형을 유지한다.

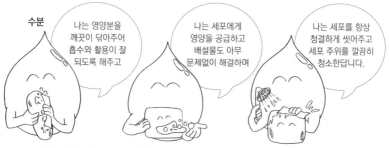

▲ 수분은 세포의 호흡이나 영양의 신진대사와 밀접한 관계가 있다. 수분이 부족하면 영양의 흡수가 어려워 호전반응이 심하게 나타난다.

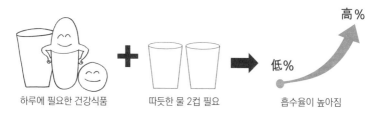

인체 기관의 물 구성 비율

기관	비율	기관	비율
뇌	75%	폐	86%
심장	75%	간장	86%
근육	75%	뼈	34~40%
혈액, 신장	83%	지방조직	10%

나는 종종 건강식품을 섭취한 남성에게 스태미나가 왕성해졌다는 말을 듣는다. 스태미나가 왕성해졌다는 것은 체력이 좋아졌음을 의미한다. 체력 상승은 단순히 단백질의 양이 늘어났다기보다 에너지원인 **탄수화물의 포도당 에너지 대사가 좋아졌다**는 뜻에 가깝다.

남성의 진립선은 정낭, 고환과 함께 생식을 가능하게 하는 성 부속기관 중 하나로 정액의 액체 성분 중 약 35퍼센트를 생산한다. 그리고 그 전립선액으로 정자에 영양(단백질, 효소, 지방, 당분 등)을 공급해주고 정액이 굳지 않게 하며 정자의 운동을 증진시킨다.

전립선 비대증은 지방질 식사와 술, 스트레스 등으로 인한 저체온으로 전립선이 굳은 결과다. 이때 기능성 건강식품으로 영양을 공급하면 전립선은 빠르게 호전된다. 처음에는 탁하고 누런색의 거품이 낀 오줌이 나오지만 이후 왕성한 정력이 찾아온다.

여성의 경우에는 끊겼던 생리를 다시 시작하게 됐다는 얘기를 심심찮게 털어놓는다. 여성은 남성보다 지방질이 더 발달해 있다. 이는 출산을 하면 태아 보호와 아이에게 젖을 물리기 위해 지방질을 사용하기 때문이다. 이러한 기능이 제대로 작동하려면 여성 호르몬이 잘 분비되어야 한다.

과도한 다이어트, 스트레스, 민감한 패션은 여성의 혈관이 좁아지게 만든다. 그러면 생식기로 흘러들어 가는 혈액량이 줄어들면서 조기 폐경을 맞을 수 있다. 지방의 성질이 차가운데다 에스트로겐이 과다 분비되면 오히려 여성의 체온을 떨어트려 여러 질병에 노출되기 때문이다.

그렇지만 하체를 따뜻하게 보호하고 **혈액순환에 도움을 주는 건강식품**을 섭취하면 자궁으로 가는 자궁동맥이 열리면서 혈액을 타고 영양 공급이 이뤄진다. 이때 폐경으로 잠자던 세포들이 활동을 재개하면서 생리가 나온다. 생리가 다시 시작되었다는 것은 신체 전반의 혈액 흐름이 좋아졌다는 것을 의미한다. 생리가 다시 시작되더라도 본래의 폐경 나이에 정상적으로 멈추게 된다.

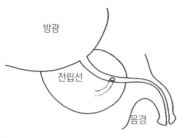

방광
전립선
음경

男 전립선은 정낭, 고환과 함께 생식을 가능하게 하는 성 부속기관 중 하나로 정액의 액체 성분 중 약 35퍼센트를 생산한다. 그리고 그 전립선액을 통해 정자에 영양을 공급해주고 정액이 굳지 않게 해주어 정자의 운동을 증진시킨다. 고환에서는 약 2억 개의 정충세포가 만들어진다.

남성암 증가율 1위를 기록하는 전립선은 50대 50퍼센트, 60대 60퍼센트, 80대 80퍼센트가 넘게 전립선 비대증을 보이는 인체 기관이다. 전립선 비대증은 특히 지방 위주의 서구식 식생활이 주범으로 꼽히고 있다. 스트레스와 잦은 술자리, 영양 불균형도 영향을 미친다. 맛있게 먹는 삼겹살의 양에 따라 전립선 비대증이 높아진다는 말이다.

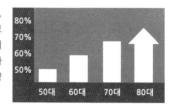

女

건강식품을 섭취하면 자궁, 질 동맥이 확장되고 혈액순환이 잘되어 여성 생식기로 영양이 공급된다. 그러면 세포 재생이 이뤄지면서 생리가 다시 시작된다. 생리는 여성의 혈액순환이 좋아졌다는 것을 의미한다.

간에서 좋은 에스트로겐으로 바뀌어 자궁과 질의 건강에 영향을 미친다.

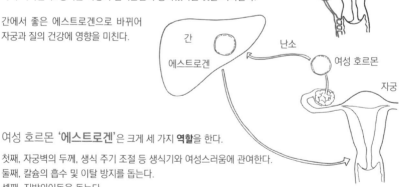

간
에스트로겐
난소
여성 호르몬
자궁

여성 호르몬 **'에스트로겐'**은 크게 세 가지 **역할**을 한다.
첫째, 자궁벽의 두께, 생식 주기 조절 등 생식기와 여성스러움에 관여한다.
둘째, 칼슘의 흡수 및 이탈 방지를 돕는다.
셋째, 지방의이동을 돕는다.

여성 호르몬의 종류와 생성 빛 기능

종류	생성	기능
에스트로겐 호르몬	난포(Follicle)	성욕
프로게스테론 호르몬	황체(Corpus-luteum)	생리 주기

19 당뇨, 혈압, 간, 콜레스테롤 등의 수치가 올라간다

건강식품을 섭취하고 나서 당뇨, 혈압, 간, 콜레스테롤 수치가 올라가는 것은 혈관 청소로 혈관에 붙어 있던 혈전과 기타 물질들이 떨어져 나가면서 생기는 현상이다. 평소에 혈관과 세포에 붙어 있던 찌꺼기들이 일시적으로 개선되면서 떨어져 나오면 수치가 급상승한다. 이 경우 대개는 두려워하지만 그럴 필요는 없다. 시간이 지나면 다시 내려오기 때문이다. 이어 또다시 올라갔다가 내려오는데 그 현상이 몇 차례 반복되다가 건강이 좋아진다.

따라서 인내심을 발휘해 자기 자신과 싸움을 해야 한다. 수십 년간 쌓인 찌꺼기와 이물질을 청소하려면 많은 시간이 걸리고 거기에는 고통과 불편함이 따르게 마련이다. 그 고통의 시간이 지나면 건강을 회복할 수 있다.

예를 들어 먼지가 잔뜩 낀 곳을 청소한다고 해보자. 먼지가 많은 곳을 청소하면 분명 먼지가 뿌옇게 일어난다. 만약 먼지가 많이 일어나지 않는다면 그 청소는 제대로 된 청소라고 볼 수 없다. 먼지가 그대로 있다는 뜻이기 때문이다. 먼지가 일어나는 것이 두려워 청소를 하지 않으면 계속해서 더러운 먼지와 함께 살아야 한다. 이것은 인체 내에서의 청소도 마찬가지다.

병원에서 말하는 수치의 안정성이란 혈관 청소가 아닌 관리 및 유지를 의미한다. 가령 혈액검사를 해서 수치에 아무 문제가 없으면 관리를 잘했다고 하고, 수치가 올라가면 약을 처방해 수치를 관리한다. 문제는 그 약이 우리의 몸을 청소해주지 못한다는 데 있다. 모든 약에는 최소한의 부작용이 있으며 오히려 몸에 독으로 쌓여 더 많은 찌꺼기를 만들 수 있음을 기억해야 한다. 병원에서 오랫동안 약을 처방받을 경우 그만큼 독소가 많다는 것을 보여주듯 호전반응이 심하게 나타나고, 치유에도 긴 시간이 걸린다.

몸을 깨끗이 청소하려면 몸이 원하고 좋아하는 식으로 해야 한다. 그 대표적인 것이 식품과 영양을 관리하는 일이다. 식품과 영양은 몸을 깨끗이 청소해준다. 물론 식품을 섭취할 때는 자신의 건강 상태를 정확히 알고 적합한 것을 선택해야 한다. 호전반응이 너무 강해 쇼크가 발생할 수도 있기 때문이다. 특히 처음에는 약하게 섭취하다가 건강 상태에 따라 점차 늘려가는 것이 바람직하다. 너무 과하면 부족한 것만 못한 법이다.

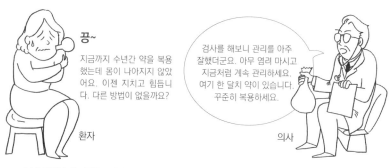

▲ 현대의학에서 말하는 질병 관리란 항상 있는 그대로를 관리하는 것을 뜻한다. 치료는 예전의 건강을 회복하는 것이지 현재의 질병 상태를 관리 및 유지하는 게 아니다. 결국 현대의학을 맹신하면 계속 질병을 안고 살아갈 수밖에 없다.

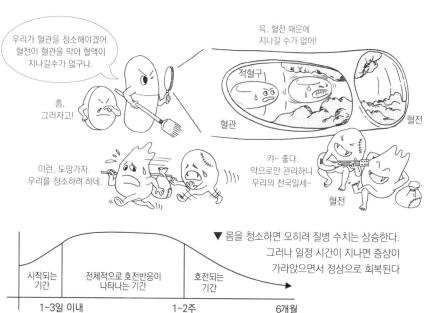

▼ 몸을 청소하면 오히려 질병 수치는 상승한다. 그러나 일정 시간이 지나면 증상이 가라앉으면서 정상으로 회복된다

시작되는 기간 / 전체적으로 호전반응이 나타나는 기간 / 호전되는 기간

1~3일 이내　　　1~2주　　　6개월

혈당 조절에 관여하는 중요한 호르몬

종류	분비세포	역할
글루카곤(Glucagon)	α-세포	혈당 올려 줌
인슐린(Insulin)	β-세포	혈당 내려 줌
소마토스타틴(somatostatin)	δ-세포	α, β 세포 조절

제5장

저체온으로 인한
질병을
치료하는 방법

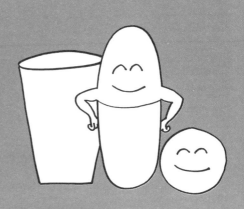

저체온으로 가장 많이 발생하는 것이 암이다. 암은 저체온으로 인한 면역 저하로 발생하며 그 종류는 270여 가지에 달한다. 이 중에서 뜨거운 장기인 소장, 심장, 비장에는 암이 존재하지 않는다. 암은 뜨거운 것을 싫어하기 때문이다. 암은 35℃인 저체온 장기에서 생기는데 암 부위의 열을 41.2℃ 이상으로 올리면 암은 사라지거나 파괴된다. 암으로부터 건강을 지키려면 몸을 따뜻하게 유지 및 관리하고 항산화 식품을 먹는 것이 중요하다.

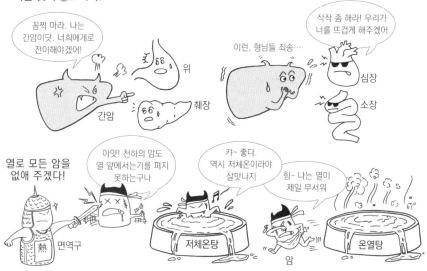

연령별 발병암 종류

No.	연령	암 종류	발병 암 내용
1	10대	백혈병	10, 20대의 백혈병 증가는 성장에 따른 면역구 증강이 원인일 수 있다. 뼈의 골수에서 비정상적인 증식으로 대개 급성골수성백혈병이 발병한다.
2	20대		
3	30대	위암	30대는 사회생활이 위질환의 원인을 제공한다
4	40대	간암	쏟아지는 스트레스로 간은 매우 피곤하다. 만성피로에 젖은 간은 해독 능력이 떨어지며 결국 독성 물질이 혈액을 탁하게 만든다. 그러면 다시 간이 병든다.
5	50대		
6	60대	폐암	세계보건기구에 따르면 담배 한 개비로 약 14분 30초의 생명이 단축된다고 한다. 매일 대략 한 갑의 담배를 피우면 30년 후인 현 나이에 폐질환에 걸리게 된다. 폐질환은 소모성 질환으로 암 치료율이 현저하게 낮다.
7	70대		
8	80대		

* 2009년 통계청 자료

비염, 축농증은 자가면역질환으로 몸이 차갑고 습해서 생기는 질병이다. 몸이 습하다는 것은 몸속 수분이 원활하게 흐르지 않고 정체돼 몸이 축축하거나 젖은 상태를 말한다. 우리가 음식을 섭취하면 효소의 촉매와 세포 속의 발전소인 미토콘드리아에서 영양을 정제하기 위해 활활 태워야(연소해야) 하는데, 몸이 습하면 불연소가 이뤄진다.

불연소 상태가 되면 몸은 활성산소를 더 많이 배출하고 면역력이 떨어진다. 면역력이 떨어지면 인체는 호흡기를 통해 들어오는 바이러스나 균, 이물질들을 제대로 처리하지 못한다. 가장 삼엄하게 경계를 하는 곳이 비강(鼻腔) 쪽인데 여기에서는 매일 수많은 백혈구와 항원들이 전쟁을 치른다. 고름은 그 시체로 그것이 비강을 막고 누런 콧물이 흐르는 질병이 발생한다. 비염과 축농증을 치료하려면 몸의 체온을 올려 습기를 제거하는 것이 우선이다.

체온을 올리려면 운동과 병행해 물기가 적고 몸의 체온을 올려주는 음식을 섭취해야 한다. 비강과 소뇌 쪽을 따뜻하게 해주는 것도 좋다. 이는 경추의 신경과 혈관을 따뜻하게 자극해 비강을 열어주는 치료 방법이다.

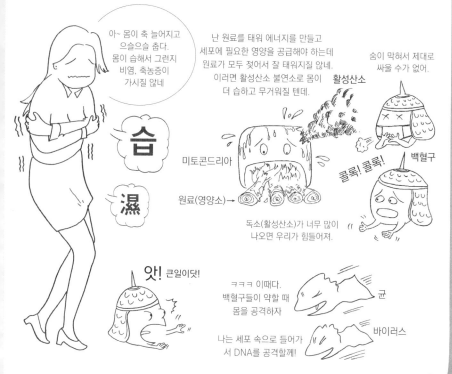

97

간을 리버(Liver)라고 하는데 이는 '몸의 아버지' 라는 뜻이다. 간은 대표적인 발열기관으로 항상 37.2℃의 심부 온도로 따뜻하게 관리해야 하는 장기다. 그 이유는 간이 1,000여 가지의 효소를 방출해 영양소를 분해, 흡수, 해독 대사를 하기 때문이다. 간이 식으면 이들 기능이 저해당해 결국 간경화로 진행된다. 간경화란 간이 식어 차갑게 굳어진 것을 말한다.

만약 건강식품을 섭취해도 잘 흡수되지 않는다면 먼저 간을 의심해봐야 한다. 간을 따뜻하게 풀어줘야 잘 흡수되고 영양 대사에 어려움이 없다. 간이 가장 좋아하는 것은 충분한 양의 따뜻한 물이다. 물을 충분히 마시면 간의 기능이 살아난다.

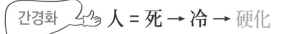

간경화 人 = 死 → 冷 → 硬化

사람이 죽으면 서서히 식어 차갑게 되며 이를 '경화' 되었다고 한다.
간은 발열기관으로 스스로 열을 내지만 **간경화는 간이 차가워져 굳는 현상을 말한다.**

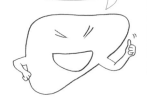

이 정도는 아무것도 아니지요. 놀라지 마시길~ 당신이 상상할 수 없을 정도로 500여 가지의 일을 한다고요!

간의 3대 임무
1. 대사
2. 저장
3. 해독

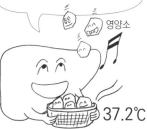

나는 37.2℃에서 가장 일을 잘합니다. 1,000여 가지의 효소를 만들어내지만 그러려면 그만큼의 영양이 필요합니다.

영양소

37.2℃

건강한 간의 대표적인 효소

No.	효소	수치	기능 저하 시 증상
1	AST(GOT)	8~40IU/L	간질환, 심근경색
2	ALT(GPT)	4~43IU/L	간질환
3	ALP	60~150IU/L	황달, 담도, 뼈 전이 의심
4	γ-GTP	10~50IU/L	지방간, 담석, 암
5	빌리루빈	0.2~1.2mg/dℓ	황달

소화관은 전체 9m(키 150㎝ 기준으로 6배)의 긴 관으로 이어져 있고, 섭취에서 배설까지의 모든 일을 담당한다. 사람은 먹어야 산다는 것은 불변의 자연 법칙이지만, 소화관이 건강한지 아닌지는 무엇을 먹느냐에 따라 달라진다.

소화관은 모든 생명체의 다양한 기관 중에서 가장 많은 질병이 발생하는 곳이다. 우리가 음식을 섭취하면 각 소화관에서 정해진 효소를 통해 소화 과정을 진행한다. 만약 음식을 복잡 다양하게 먹으면 소화에 어려움이 있으므로 정해진 시간에 단순한 소식을 하는 것이 좋다. 또 유동식(물기가 많은) 식사보다 입 안에 오래 머물며 꼭꼭 씹을 수 있는 식사가 바람직하다. 식사 후에 국물이나 물을 마시는 것은 좋지 않다.

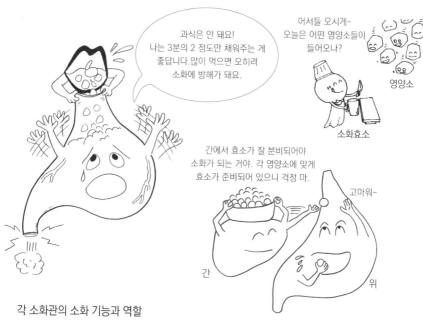

각 소화관의 소화 기능과 역할

No.	종류	소화 영양소	주요 효소	pH
1	입	탄수화물	아밀라아제	7
2	위	단백질	펩신	1~3
3	십이지장	지방	리파아제	4~5
4	소장	미네랄	락타아제	6~7
5	대장	수분		7~8

갑상선은 항상 정상체온을 유지하고 운동 에너지가 필요할 때 영양소를 조달해주는 역할을 한다. 또 신진대사 및 기초대사에 관여해 에너지를 크게 소비하며 근육 활동으로 인한 긴장이나 스트레스 완화 등을 조절한다. 이것은 모두 시상하부나 뇌하수체에서 호르몬(TSH)을 분비받아 수행한다.

갑상선질환은 대부분 스트레스로 인한 만성피로와 그에 따른 영양소 결핍으로 발생한다. 특히 갑상선질환은 종류에 따라 식단과 식품을 잘 선택해야 한다. 예를 들어 기능항진의 경우 요오드 섭취에 주의해야 하며 피로감, 예민함이 자주 발생하므로 종합영양제를 섭취하고 체온 유지를 위해 각별히 신경 써야 한다.

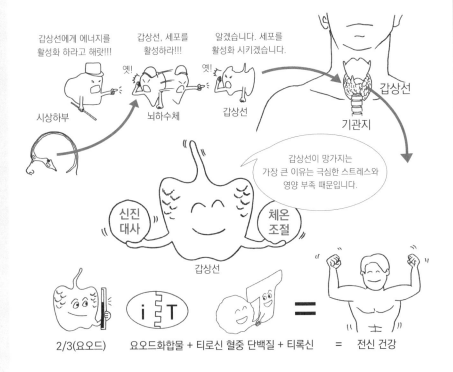

갑상선질환의 종류와 원인 및 증상

종류	원인	증상
기능저하증	요오드 결핍	비만
기능항진증	신진대사 과잉 이상	피로

6 당뇨병

당(Glucose)은 우리 몸의 에너지원으로 신체 활동에서 가장 중요한 영양소다. 탄수화물은 3대 영양소 중 으뜸이며 우리는 탄수화물로 삶을 영위해 나간다. 그렇지만 섬유소가 결핍된 탄수화물은 인슐린 분비를 급속히 촉진해 제1형 당뇨를 유발한다. 또 포화지방산이 인슐린 분비를 막아 당뇨의 원인(제2형 당뇨)이 되기도 한다.

당뇨가 발생하면 당뇨병 그 자체보다 합병증으로 고생한다. 일단 당뇨가 생길 경우 당보다 육식 위주의 식단을 피해야 한다. 더불어 충분한 물과 함께 혈행을 돕고 혈액을 맑게 해주는 식품을 섭취한다. 매일 따뜻한 물에 손발을 담그고 한 시간 정도 마사지를 해주는 것도 좋다.

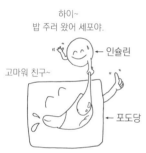

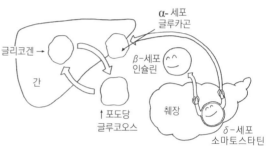

인슐린은 세포 문까지 영양분(포도당)을 운반해주는 역할을 한다.

δ-세포인 소마토스타틴은 β-세포와 α-세포를 조절하는 매우 중요한 역할을 한다. 둘의 균형이 깨지지 않도록시상하부에서 명령을 받는다.

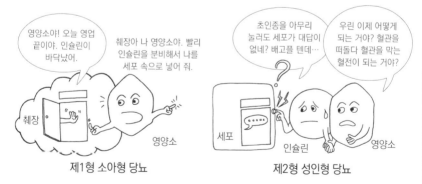

당뇨의 종류와 원인

종류	비율	원인
제1형(소아형 당뇨)	10% 이상	췌장 내 β-세포 이상
제2형(성인형 당뇨)	90% 미만	세포가 인슐린에 적절히 반응하지 않음

? 고혈압, 저혈압

저체온으로 인한 질병을 치료하는 방법

나이를 먹는다는 것은 체온이 점점 낮아진다는 것을 의미한다. 체온이 낮으면 생체 활동의 활력이 떨어진다. 그러면 혈관의 탄력이 줄어들고 여러 가지 물질이 달라붙어 혈액 흐름을 방해한다. 이것을 **혈전(Thrombus)**이라고 한다. 고혈압과 저혈압은 이런 현상에서 비롯되는 질환이다.

심장에는 암이 생기지는 않지만 열이 식으면 지방질(혈전 포함)이 생긴다. 그 지방질이 심장에 생길 경우 기능 저하가 일어나고 심상이 부기력해져 저혈압이 생긴다. 반대로 심장에는 문제가 없는데 혈관(특히 뇌혈관)에 지방질이 생기면 고혈압이 발병한다. 따라서 지방질 식사와 담배를 절제하고 꾸준한 운동으로 심장 기능을 강화해야 한다. 늘 따뜻한 물을 습관적으로 마시는 것도 좋다.

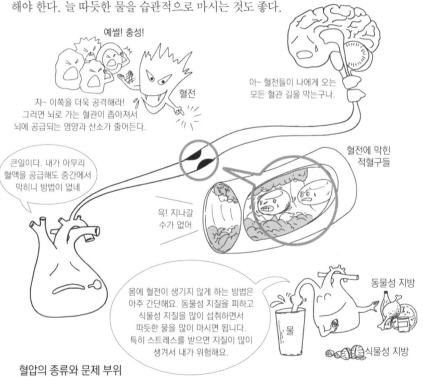

혈압의 종류와 문제 부위

No.	종류	확장 혈압	수축 혈압	문제부위
1	정상혈압	120mmHg	80mmHg	
2	고혈압	140mmHg	90mmHg	혈관
3	저혈압	100mmHg	60mmHg	심장

102

사람이 살아 있다는 것은 심장이 뛰고 있다는 말과 같다. 심장은 단 하루도 쉬지 않고 온몸에 따뜻한 혈액을 보내준다. 하루에 10만 번이나 지구 두 바퀴 반에 해당하는 총 9만 6,000킬로미터의 혈관에 피를 보내주는 것이다. 심장이 보내주는 따뜻한 혈액을 받지 못하는 곳에는 질병이 생기고 원인 모를 통증이 찾아온다.

몸을 차갑게 하면 심장은 그만큼 더 많은 노동에 시달리기 때문에 온몸이 저체온 상태에 놓이고 만다. 손발이 유난히 차가운 것은 심장의 기능 저하를 의미하고, 반대로 손발이 유난히 뜨거운 것은 심장이 과부하 상태에 있음을 뜻한다. 심장의 과부하는 심장 노화를 촉진하므로 결국 더 위험해질 수 있다. 심장의 균형을 맞추려면 자율신경을 안정시키고 상·하체(上下體)의 열을 잘 다스려야 한다.

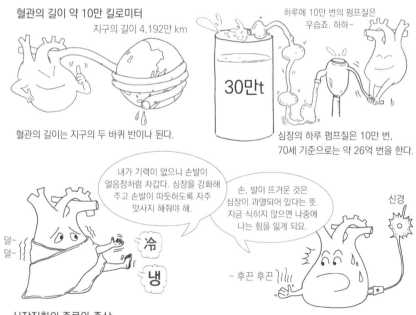

혈관의 길이 약 10만 킬로미터

지구의 길이 4,192만 km

혈관의 길이는 지구의 두 바퀴 반이나 된다.

하루에 10만 번의 펌프질은 우습죠. 하하~

30만t

심장의 하루 펌프질은 10만 번, 70세 기준으로는 약 26억 번을 한다.

내가 기력이 없으니 손발이 얼음장처럼 차갑다. 심장을 강화해 주고 손발이 따뜻하도록 자주 맛사지 해줘야 해.

손, 발이 뜨거운 것은 심장이 과열되어 있다는 뜻. 지금 식히지 않으면 나중에 나는 힘을 잃게 되요.

덜~ 덜~

冷

냉

~ 후끈 후끈

신경

심장질환의 종류와 증상

No.	종류	증상
1	협심증	가슴이 조여드는 압박감
2	심근경색	가슴에 30분 이상 오랜 통증
3	심부전	불규칙적인 심박동, 숨이 차고 숨쉬기가 어려움
4	관상동맥	심장에 있는 혈관의 압박으로 통증 유발
5	판막증	호흡 곤란, 피로감, 부정맥

류머티스성 관절염은 여성이 남성보다 약 3배 많이 발생하는데, 이것은 여성이 남성보다 저체온 비율이 높다는 것과 관련돼 있다. 이 증상은 뼈와 뼈를 이어주는 연골조직이 감염이나 내분비장애, 영양 불균형, 심한 스트레스의 영향을 받아 나타나는 자가면역질환이다.

관절이 기형으로 나타난다고 해서 **변형 관절염(Arthritis Deformation)**이라고도 하며 참기 힘든 통증이 발생한다. 이 질환은 특히 손가락 관절에 많이 발생한다. 류머티스가 나타날 경우 병원에서는 보통 물리치료를 병행하는데, 이는 열이 가해지면 관절의 연골이 이완돼 통증이 사라지고 면역 증강으로 염증이 가라앉기 때문이다. 이처럼 류머티스에는 열이 특효약이며 불포화지방산(오메가-3 지방산)을 함께 섭취해 관절에 윤활유를 공급해주는 것이 좋다.

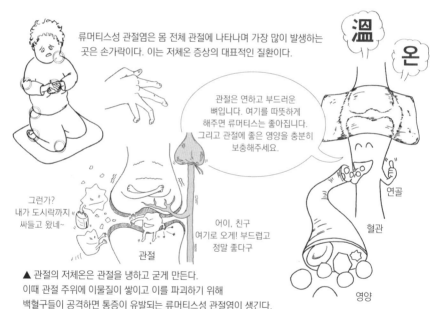

▲ 관절의 저체온은 관절을 냉하고 굳게 만든다.
이때 관절 주위에 이물질이 쌓이고 이를 파괴하기 위해
백혈구들이 공격하면 통증이 유발되는 류머티스성 관절염이 생긴다.

관절염의 종류와 원인

No.	종류	원인
1	류머티스 관절염	저체온으로 인한 자가면역 연골 기형 질환
2	퇴행성 관절염	노환으로 비롯된 연골 파괴 현상
3	통풍성 관절염	육식의 요산으로 인한 염증성 연골 질환

신생아 때는 뼈가 300여 개에 이르지만, 성인이 되면서 뼈가 융합돼 대략 206개로 줄
어든다. 뼈에 가장 중요한 것은 칼슘이다. 전체 칼슘의 99퍼센트가 뼈를 위해 쓰이며
이는 인간이 동물 중 유일하게 직립보행을 할 수 있게 해준다.

골다공증은 대부분의 여성에게 나타나는 증상으로 이것은 여성 호르몬인 에스트로
겐, 프로게스테론과 밀접한 관계가 있다. 이들 호르몬이 뼈에 필수적인 칼슘을 흡착
시키기 때문이다. 뼈는 우리의 혈액과 면역, 세포를 만들어낸다. 그래서 골밀도가 떨
어졌다는 것은 곧 모든 기능이 저하됐다는 것을 의미한다.

골다공증을 예방하려면 가임기 여성은 꾸준한 운동과 함께 하루 30분 정도 햇볕을
쬐는 것이 좋다. 그러면 혈액 속의 콜레스테롤이 비타민 D로 전환돼 칼슘 흡착을 돕
는다. 특히 폐경기 여성은 대체 호르몬 식품을 섭취해야 한다.

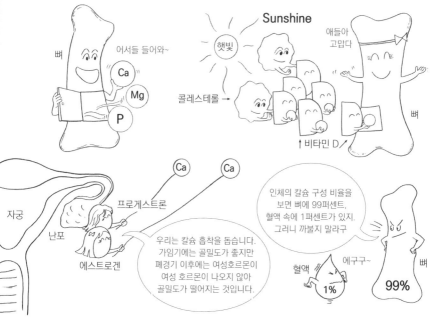

칼슘 흡수에 필요한 성분

No.	성분	비율	역할
1	칼슘(Ca)	2%	골밀도, 신경 안정, 혈청 칼슘이온
2	인(P)	2%	골격, 치아, 세포막, DNA, 핵산
3	마그네슘(Mg)	1%	골격, 치아, 통증 및 만성피로 완화

피부질환은 위와 밀접한 관계가 있다. 피부의 부(膚)와 위의 위(胃)는 한자어에서도 그 유사성을 한눈에 알아볼 수 있다. 이 글자처럼 피부 상태는 위의 상태를 말하고, 위의 상태를 보려면 피부 상태를 보면 된다. '여드름'은 대부분 지성피부에서 나타나는 것이지만, 지성피부가 아닌데 여드름이 생긴다면 피부질환의 일종으로 봐야 한다.

　인체에서 가장 넓은 면적을 차지하는 피부는 외부 환경에 대처해 몸을 보호하는 역할을 한다. 이러한 피부에 질환이 생기는 것은 인체 내부에 뭔가 문제가 있음을 의미한다. 건강한 피부는 약산성(pH 4.5), 건강한 체내는 약알칼리성(pH 7.4)을 띤다. 이 불가분의 관계가 깨지면 질병이 피부로 표출되는 증상이 발생한다.

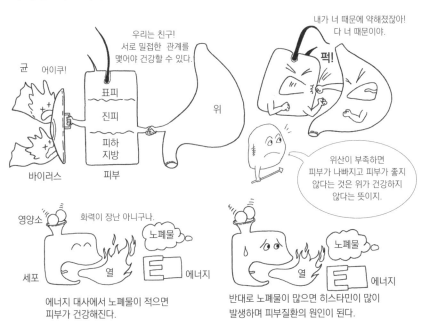

몸으로 들어오는 경로와 해결 방법 및 질병

No.	종류	해결 방법 및 질병
1	경구(經口) 흡수	입 · 위산(pH 1)에 의한 분해 해독 작용, 위산 과다
2	경피(經皮) 흡수	코 · 폐 · 목 · 과립구에 의한 식균 작용, 알레르기 등
3	점막(粘膜) 흡수	피부 해결 능력 저하, 간으로 축적, 피부질환

사람이 음식을 먹지 않고 버틸 수 있는 한계는 40일, 물을 마시지 않고 버티는 기간은 일주일이지만 호흡은 2분대를 넘기지 못한다. 생명 연장의 최단시간인 호흡은 혈액에 산소를 공급해 신진대사에 가장 중요한 역할을 한다.

폐질환은 위에서 소화를 위한 위산(Gastric acid, pH 1), 펩신(Pepsin), 뮤신(Mucin)의 부족 및 문제로 단백질 분해 물질인 폴리펩티드가 폐에서 염증을 일으키는 것에서 비롯된다. 이때 과립구가 증가하지만 후에는 면역 저하가 일어나고 이어 균에 대한 저항력 저하 및 염증이 발생하면서 여러 가지 폐질환이 생긴다.

결국 폐를 건강하게 하려면 소화기관이 건강해야 한다. 절제되고 건강한 식습관이 폐 건강을 지켜주는 것이다.

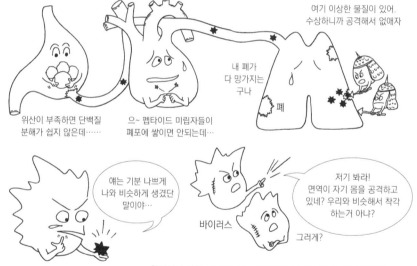

천식이나 비염, 기관지염은 대기오염보다 음식물 대사 과정에서 비롯된 문제가 원인인 경우가 더 많다.

폐질환의 종류와 원인

No.	종류	원인
1	폐렴	균에 의한 저항력 저하
2	천식	분해 혹은 소화되지 않은 펩티드 덩어리의 알레르기 현상
3	폐결핵	영양 부족에 따른 결핵균의 만성 염증성
4	폐기종	담배 등 이물질로 인한 폐 기관 폐포의 확장

노안(老眼)은 노환(老患)과 함께 자연스럽게 발생하는 현상 중 하나지만, 근래에는 젊은이들도 여러 환경적 요인으로 시력이 크게 위협받고 있다. 특히 현대인은 도시의 발달에 따른 근거리 시야와 컴퓨터의 과다 사용으로 과거보다 눈을 피곤하게 하는 요인이 많은 환경에서 살아간다. 포화지방산이나 고지방 영양식도 시력 저하에 영향을 미친다.

시력을 보호하려면 눈에 좋은 비타민 A와 C를 섭취하고, 피로를 풀어주기 위해 적절히 수면을 취하는 것은 물론 정신적 스트레스를 해소해야 한다. 또한 급충혈이 되었을 경우에는 냉(冷)으로 풀어주고 만성피로로 통증이 있을 때는 온(溫)으로 안정을 취해야 한다. 그러면 통증과 충혈이 사라지고 시력 회복이 빨라진다.

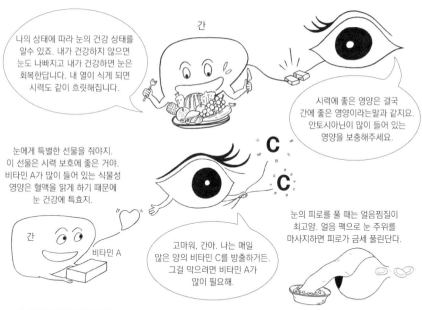

눈질환의 종류와 증상

No.	종류	증상
1	백내장	사물이 흐리게 보임
2	녹내장	시력을 점점 잃어감
3	당뇨병성 망막증	주위가 군데군데 흐려짐
4	노인성 황반변성	사물이 흰색과 검은색으로만 보임

저체온 증상을 보이는 사람은 일반인보다 신경이 예민하거나 쇠약한 경우가 많다. 실제로 내성적인 사람에게 저체온이 많이 관찰되는데, 이는 정신 안정 호르몬인 세로토닌, 멜라토닌 등이 과하거나 약하기 때문이다.

신경 정신에서 비롯된 여러 형태의 정신질환은 목 동맥(Carotid artery)을 거쳐 뇌의 전반에 보내지는 혈행에 문제가 발생해 생기는 현상이다. 다시 말해 이것은 영양 부족 현상으로 칼슘과 함께 뇌의 에너지 사용을 위해 불포화지방산(DHA, EPA)을 섭취해야 한다. 더불어 달리기나 걷기를 통해 뇌의 흐름을 도와야 한다.

따듯한 물을 자주 마시고 정신 건강에 좋은 명상을 하는 것도 좋다. 너그러운 마음은 따듯한 정신을 만든다. 따듯한 정신을 유지하려면 홀로 지고 있는 마음의 짐을 내려놓아야 한다.

뇌는 많은 영양을 필요로 하는데 그중에서도 불포화지방산이 최고로 좋아. 내 대뇌피질은 지방으로 둘러싸여 있거든. 송과선에서는 안정적인 호르몬들이 많이 나와.

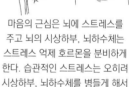

마음의 근심은 뇌에 스트레스를 주고 뇌의 시상하부, 뇌하수체는 스트레스 억제 호르몬을 분비하게 한다. 습관적인 스트레스는 오히려 시상하부, 뇌하수체를 병들게 해서 기능을 악화시킨다.

마음의 그늘은 사람을 어둡게 만들고, 온기를 빼앗는다. '냉혈인, 마음이 차가워, 공격적이야' 등의 말은 모두 부정의 언어로 저체온인 사람에게 나타나는 특징이다. 마음이 그늘지면 저체온이 찾아온다.

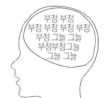

부정은 당신의 모든 것을 잃게 한다.

인간의 삶에 영향을 미치는 주요 요인

No.	주요 요인	비율
1	유전적(유전적으로 성향을 타고남)	50%
2	환경적(부유하거나 가난한 생활)	10%
3	선택적(노력 여하에 따라 운명이 바뀜)	40%

남성의 체온을 조절해주는 곳은 생식기로 이곳을 늘 35℃로 유지하는 것이 좋다. 전립선질환은 남성에게 나타나는 대표적인 생식기질환으로 나이가 들면서 그 발생 빈도도 함께 늘어난다. 주범은 스트레스이며 고지방 식사나 술, 담배 등도 나쁜 영향을 미친다. 특히 환경 호르몬은 정자의 수를 감소시키고 심지어 무정자를 만들어 임신이 되지 않는 경우가 빈번히 발생한다. 또한 뱃살이 늘어나면 전립선이나 정력에 문제가 발생하기 시작한다.

남성질환을 예방하려면 전립선에 좋은 식품을 섭취하고 꾸준히 운동을 해야 한다. 더불어 하체를 시원하게 해줘야 한다.

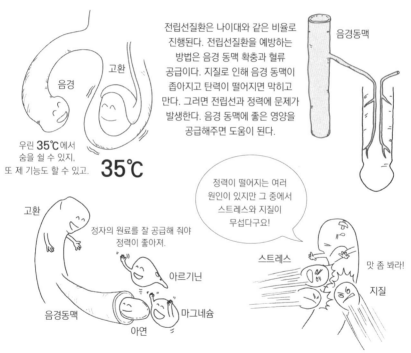

전립선질환은 나이대와 같은 비율로 진행된다. 전립선질환을 예방하는 방법은 음경 동맥 확충과 혈류 공급이다. 지질로 인해 음경 동맥이 좁아지고 탄력이 떨어지면 막히고 만다. 그러면 전립선과 정력에 문제가 발생한다. 음경 동맥에 좋은 영양을 공급해주면 도움이 된다.

음경동맥

우린 35℃에서 숨을 쉴 수 있지, 또 제 기능도 할 수 있고.

35℃

고환

정자의 원료를 잘 공급해 줘야 정력이 좋아져.

아르기닌

음경동맥

마그네슘

아연

정력이 떨어지는 여러 원인이 있지만 그 중에서 스트레스와 지질이 무섭다구요!

스트레스

맛 좀 봐라!

지질

전립선 비대증의 단계적 증상

단계	주요 증상
1단계	빈뇨, 지연뇨 → 소변이 자주 마렵거나 배뇨 시간이 길다
2단계	절박뇨 → 소변을 참는 것이 어렵다
3단계	절박성 요실금 → 소변을 참지 못해 옷에 실수를 한다

자궁은 여성의 체온 조절 기능에서 가장 중요한 부분이다. 자궁을 집 안의 아궁이에 비유하기도 하는데, 여성이 남성보다 저체온인 원인은 자궁이 식어가기 때문이다. 임신이 되지 않거나 물혹, 질염 등 여러 질환이 자주 발생한다면 이는 따뜻하게 보호해야 할 자궁이 차가워졌기 때문이다. 자궁이 차가워지면 골다공증, 오십견, 변비, 주름 등의 질환이 발생한다.

여성이 남성보다 근육이 덜 발달하고 지방이 많은 것은 아이에게 젖을 물리기 위해서다. 그 지방은 체온을 유지해주기도 하지만 반대로 떨어트리기도 하기 때문에 잘 관리해야 한다. 가급적 따뜻한 물을 자주 마시는 것이 좋다. 디톡스나 다이어트를 할 때 상황에 따라 굶을 수도 있지만, 가급적 대체식을 고려하는 것이 바람직하다.

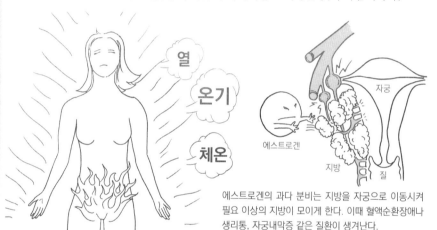

여성은 자궁으로 체온을 조절한다. 자궁을 따뜻하게 보호하면 건강한 몸을 유지할 수 있다. 여성들의 질병은 대부분 자궁에서 시작된다.

에스트로겐의 과다 분비는 지방을 자궁으로 이동시켜 필요 이상의 지방이 모이게 한다. 이때 혈액순환장애나 생리통, 자궁내막증 같은 질환이 생겨난다.

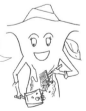

생리는 한 달에 한 번 하는 대청소 기간입니다. 태아에게 최상의 환경을 만들어 주려는 생체 현상이지요.

여성 호르몬 에스트로겐의 3대 기능

No.	기능	결과
1	칼슘 흡착	골밀도와 혈중 칼슘 농도를 유지해준다
2	지방 이동	지방 분해 및 관리를 돕는다
3	자궁, 질의 건강	여성을 여성스럽게 만들어준다

건강은 따듯한 마음에서 시작된다

모든 일은 마음먹기에 달렸다고 한다. 마음만 먹으면 못할 일이 없다는 뜻이다. 같은 맥락에서 저체온도 마음의 준비가 되어 있지 않아 걸리는 경우가 많다. 중요한 것은 지금 내 마음이 냉한지 아니면 따듯한지 확인하는 일이다.

　지금 마음이 냉하다면 분명 의기소침하고 자신감이 부족할 것이다. '과연 잘할 수 있을까?'라는 부정의 의문이나 '넌 왜 그 모양이니?'라고 자신에게 던지는 질책은 마음을 더욱더 저체온으로 향하게 한다. 반면 '넌 특별한 사람이야. 난 널 믿어'나 '오늘도 어제처럼 세상을 향해 밝게 웃어보자' 같은 말은 심장을 더욱 요동치게 만들고, 눈동자를 맑게 한다. 육체는 마음의 지배를 받기 때문이다.

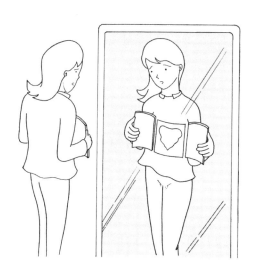

건강식품을 섭취하기 전에 먼저 체온을 점검하자

몸이 차가워진다는 것은 곧 정상적인 신진대사가 이뤄지지 않고 있음을 의미한다. 생물체는 생존을 위해 끊임없이 화학반응을 일으킨다. 여기에는 충분한 원료가 필요하고 인체는 그 원료로 ATP라는 화학적 열에너지를 만든다. 그 과정에 단 하나라도 문제가 지속적으로 발생하면 생물체는 서서히 식어간다.

현재 시중에는 저체온을 극복하기 위한 여러 가지 방법이 성행 중이다. 기술과 과학의 발달로 체계적인 운영시스템을 구비해 서비스를 제공하는 업체도 많아졌다. 이러한 방법을 잘 활용할 경우 기대 이상의 효과를 볼 수도 있다.

우리가 유지해야 할 체온은 37℃다. 이 수치는 건강과 질병의 임계선(臨界線)이다. 누구나 하루 세 끼 식사를 하지만 그 질과 내용은 각각 다르다. 누구는 건강한 식사를 하고 또 누구는 질병의 식사를 하는 것이다. 식사에서 중요한 것은 배를 채우는 게 아니라 영양의 균형을 맞추는 일이다. 안타깝게도 현재 우리가 섭취하는 음식물에는 영양이 골고루 들어 있지 않다. 대개는 한쪽으로 치우쳐 있다. 소비자들이 갈수록 달콤한 맛과 향을 원하는 것도 인위적인 농산물 재배를 유발하는 한 원인이다. 또한 지구의 온난화로 증가하는 수많은 병충해를 방지하기 위해 과다하게 사용하는 농약 성분, 산성비 등의 환경적 요소도 영양의 불균형을 초래한다. 건강에 적신호를 안겨주는 이들 요인이 낳는 결과는 저체온이다.

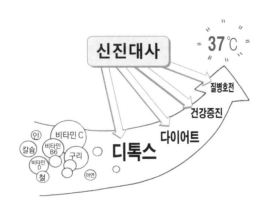

건강식품으로 마음과 몸을 청소하자

마음의 준비 없이 건강식품을 섭취하면 기대 이하의 효과를 낼 수 있다. 가장 중요한 것은 건강식품이 내 질병을 약화시키는 데 큰 도움을 줄 거라는 확고한 신념이다. 이것이 건강식품을 대하는 올바른 자세다.

　건강식품을 섭취하면서 '정말 좋을까?' 라고 의심하거나 '건강식품이 무슨 효과를 내겠어'하고 부정적인 생각을 하면 영양의 흡수를 방해할 뿐이다. 반대로 '난 특별해. 난 널 믿어!' 라거나 '오늘도 힘차게 살아가도록 도와줘!' 같은 긍정은 심장의 활력을 높이고 혈관을 확장하며 세포를 일깨운다. 그러면 심신이 깨어나면서 놀라운 경험을 하게 될 것이다.

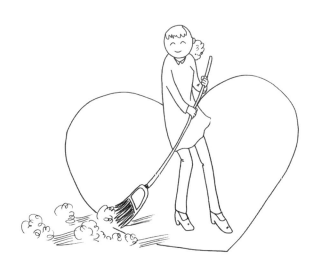

건강식품은 미래의 행복을 담보한다

질병은 환자 개인뿐 아니라 가정의 삶 자체를 어둡게 바꿔놓는다. 고통이 있는 곳에는 웃음과 즐거움이 사라지기 때문이다. 특히 질병이 외로움을 불러들이는 탓에 환자는 쓸쓸함과 동거를 해야 한다. 반면 건강한 삶은 찬란하고 희망적인 미래를 안겨준다. 건강은 미래를 약속하고 언제든 일어설 수 있는 강력한 무기로 작용한다. 결국 건강을 지켜주는 건강식품은 풍요로운 미래를 선사하는 존재라고 할 수 있다.

마음이 건강하면 육체가 건강해지고, 육체가 건강하면 사고가 건강해진다. 더불어 겉으로 드러나는 행동도 아름답다. 사람의 모든 아름다운 모습은 '건강'에 깃들어 있다. 그 건강을 돕는 것이 바로 건강식품이다. 건강은 우리의 하루를 활기차고 생동감 있게 이끌고 긍정적인 말과 행동을 하도록 해준다. 건강이 있으면 어디서든 삶은 아름답다.

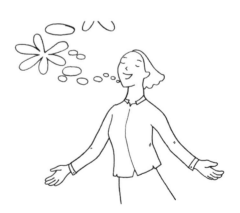

참고문헌

|참고 서적|

· 최혜선, 조종술 공저, ≪건강 메시지 호전반응 편≫, 광명당출판사, 2009.
· 호시게이코 저, 민병일 역, ≪스트레스와 면역≫, 전파과학사, 2000.
· 김종배 저, ≪신비한 인체 창조섭리≫, 국민일보사, 1995.
· J. D. 래트클리프 저, 리더스 편저, ≪당신의 몸 얼마나 아십니까?≫,
  리더스 두산동아, 1997.
· 대한임상의학연구소 저, ≪인체의 구조와 기능≫, 의학문화사, 1997.

|주요 검색 포털사이트|
· 네이버
· 구글

증상으로 본 건강식품 호전반응

1판 1쇄 찍음 2013년 7월 24일
1판 8쇄 펴냄 2024년 12월 10일

지 은 이 홍동주
펴 낸 이 배동선
　　　　　마케팅부/최진균
펴 낸 곳 아름다운사회
출판등록 2008년 1월 15일
등록번호 제2008-1738호
주　　소 서울시 강동구 양재대로 89길 54 202호(성내동) (우: 05403)
대표전화 (02)479-0023
팩　　스 (02)479-0537
E-mail assabooks@naver.com

ISBN : 978-89-5793-178-3　03510
값 7,500원